生长发育科普系列丛书

春之萌芽：成长的烦恼
矮小·与生长发育

丛书总主编

潘　慧　于　泓

分册主编

朱惠娟　　王林杰　　杜函泽

中国协和医科大学出版社
北　京

图书在版编目（CIP）数据

春之萌芽：成长的烦恼：矮小与生长发育 / 朱惠娟，王林杰，杜函泽主编. —北京：中国协和医科大学出版社，2022.2

ISBN 978-7-5679-1909-9

Ⅰ. ①春… Ⅱ. ①朱… ②王… ③杜… Ⅲ. ①少年儿童-生长发育 Ⅳ. ①R179

中国版本图书馆CIP数据核字（2022）第013148号

春之萌芽：成长的烦恼——矮小与生长发育

主　　编：朱惠娟　王林杰　杜函泽
策　　划：罗　鸿
责任编辑：雷　南
封面设计：许晓晨
责任校对：张　麓
责任印制：张　岱

出版发行　**中国协和医科大学出版社**
　　　　　（北京市东城区东单三条9号　邮编100730　电话010-65260431）
网　　址：www.pumcp.com
经　　销：新华书店总店北京发行所
印　　刷：北京联兴盛业印刷股份有限公司
开　　本：710mm×1000mm　　1/16
印　　张：10.25
字　　数：140千字
版　　次：2022年2月第1版
印　　次：2022年2月第1次印刷
定　　价：48.00元
ISBN 978-7-5679-1909-9

如何才能健康？很多人在门诊中询问医生药物的干预方法，却忽视了自身主体在健康中的作用。甚至不少家长，平时不注意孩子的生活习惯健康，出了问题才到门诊，向医生索求极速见效的方法，希望能让孩子一下子长大长高。我经常会和家长们说，要让孩子养成良好的生活习惯，好好运动、好好吃饭、保证充足的睡眠，以至于有的家长可以直接判断出我要和他念"健康经"。这本书就是我的"健康经"本经，汇集了青年医师科普大赛多篇优秀获奖作品。

少年强，则国强！儿童健康是全民健康的基础，是"健康中国"的重要基石，是国家经济、社会发展与文明进步的重要保障。本书以全面贯彻党的十八大和十八届三中、四中、五中全会精神，深入贯彻习近平总书记系列重要讲话精神，落实"要把科学普及放在与科技创新同等重要的位置"的重要指示，大力"普及青春期健康知识，弘扬医学科学精神，提高全民医学科学素养"，同时激发中青年医师及医学生关注少年儿童的健康为初衷，引导中青年医师认识到"健康中国"的重要性，积极参与青春期健康与医学科普作品创作与传播实践，在实践中培养传播青春期健康与医学知识的技能，帮助人民群众树立关于儿童青少年生长发育、性发育、心理成长的正确理念。

春芽杯青年医师科普大赛由此开展，几期精彩绝伦的展示，让我不禁感慨医学科普的力量，同时我决定把这些可爱的医生呕心沥血的创作，收录于此。让科普有力量、有温度、有传承！

编 者

2022年1月

目 录
content

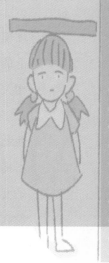

孩子身高受到哪些因素影响？

尹有会（北京市平谷区妇幼保健院）

身高由先天和后天因素共同确定，遗传主大局但后天因素也很重要。医学上的生长和发育，远不止"长个子"和青春期发育，还有更多的内涵；生长和发育也是不可分的，合起来称为生长发育，或者用发育一词来代替。

生长是指组织器官、身体各部分重量及结构组成增加，也就是细胞的增多增大以及细胞间质的增加；长得最快的是肌肉和骨骼——青春期的少男少女，个子蹭蹭地往上窜。

发育是身体各组织器官功能的分化和不断完善、达到成熟，心理智力和体力的发展和成熟，为质的变化。通常所说的发育，往往指青春期发育、性发育，也就是很多父母担忧的问题。

生长发育从受精卵开始，贯穿胎儿、婴儿、儿童、青年、成年乃至老年。因此有人说，世界上所有儿童的发育模式和发育水平惊奇地相似。但是实际上，貌似简单的生长发育过程极其复杂，每个个体的成长从受精卵开始即不相同，受到了许多因素的影响。身高、体重、身材比例、性发育早晚和达到的程度，由遗传、内分泌、营养与环境、运动锻炼、疾病等因素共同决定，而心理、智力、个性和行为等因素也影响发育。

遗传是生长发育的基础。

生长和发育都与遗传有关，也受环境因素影响。遗传决定生长发育的可能性，环境决定生长发育的现实性。从精子与卵子结合开始，遗传物质就与环境相互作用，决定了胎儿形成；遗传的作用，持续整个一生。一些遗传学上的获得性疾病在出生时并未表现出来，而是在出生后逐渐显露；一些遗传相关的特征，则是青春期或成年以后才表现。

身材高矮是多基因遗传。一般来说我国东北、华北地区是高身材地区，西北及中南地区是中等身材地区，而华南及西南地区是矮身材地区。如6～7岁男孩身高均值北方与南方相差5.0厘米，体重相差1.97千克。父母身材高，子女身材也高；反之亦然。在良好环境下成长，子女身高的75%取决于父母身高，另25%取决于营养、锻炼等因素。同卵双胞胎身高差别在2厘米左右；双卵双胞胎身高差别在8～12厘米也很正常。

除性别差异，不同种族之间身高差异很大。我国7～14岁男女儿童身高以西藏最高，朝鲜族、蒙古族、维吾尔族次之，再次为南方少数民族，以苗族最矮。如果孩子年身高增长速度低于正常标准即视为身高增长异常：2岁以下孩子年生长小于7厘米、4岁半至青春期孩子年生长小于5厘米、青春期年生长小于6厘米。

其次，生长发育受到内分泌激素的影响。

促进生长发育的激素有生长激素、生长介素、甲状腺激素、胰岛素；雄激素、雌激素及孕激素；糖皮质激素和肾上腺雄激素在特殊情况下可影响生长发育；维生素D、降钙素和甲状旁腺激素则对于骨生长有重要作用。生长激素不足，身材矮小；生长激素过多，则可导致肢端肥大症。

矮小也是一种疾病，可能由多种原因引起。3～12岁是治疗矮小症的最佳时间，如果治疗得当，完全有增高的可能，要注意早诊断早治疗；千万不要盲目等待或擅自服用各类保健增高产品，使用含性激素的产品能在极短时间内快速增高，但很快促进骨龄成熟不再增高，到时候反而让孩子遗憾终生。

青春期性发育的启动年龄，可能有很大差别。遗传因素会在其中起一定作用。假如孩子母亲曾经青春期发育启动得比较晚，那么孩子可能发育启动较晚。青春期启动的第一个内分泌信号是促性腺激素释放激素（GnRH）开始释放低频和低幅的脉冲，且从睡眠状态初现。随着GnRH分泌增加，垂体合成和分泌FSH（卵泡刺激素）和LH（促黄体生成素），促使睾丸/卵巢发育成熟。同时性腺分泌雄/雌激素，诱导和维持男女第二性征。

目前医学认为，女孩在8岁以前、男孩在9～9.5岁之前出现第二性征发育发育，可以诊断性早熟。男孩子在13.5～14岁尚未出现睾丸增大等发育征

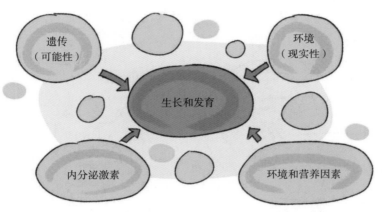

孩子身高受到哪些因素影响？

生长和发育受遗传和环境等多种因素影响，遗传决定生长发育的可能性，环境决定生长发育的现实性。

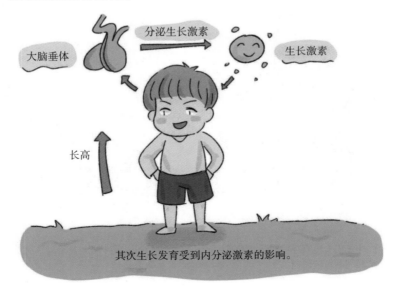

其次生长发育受到内分泌激素的影响。

象，应考虑为青春发育延迟。女孩13岁不发育，应进行检查；16岁未出现初潮为发育延迟，18岁尚无初潮诊断为原发闭经。

另外，生长发育也有环境和营养因素共同作用的影响。

出生前胎儿对环境有一个易感的危险时期，孕2～8周最敏感。子宫和胎盘可为胎儿提供一定保护，但一些病原微生物可以通过血胎屏障使胎儿感染，如衣原体、弓形虫、乙肝、巨细胞病毒、艾滋病病毒等。母亲孕期吸烟、酗酒、服用药物，都会影响胎儿发育，并影响孩子出生后的生长发育。

青少年营养不良同样影响孩子身体发育，也影响智力、心理、社交能力

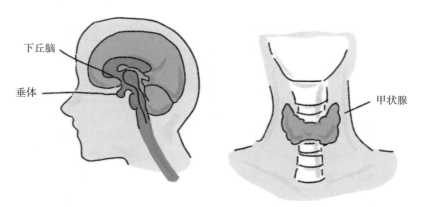

影响生长发育的激素有生长激素、生长介素、甲状腺激素、糖皮质激素、胰岛素、性激素等。

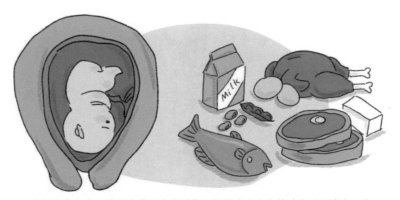

生长发育也有环境和营养因素共同作用的影响（出生前胎儿对环境有一个易感的危险时期）。

等方面。特殊的营养元素缺乏同样影响生长发育。锌不足可使发育落后、厌食、异食僻。骨形成需要足够量的钙、磷及微量的锰、镁和维生素A等，缺乏则骨变短变厚；维生素C缺乏导致骨细胞间质形成缺陷而变脆，维生素D过少则骨矿化不足，骨变软变弯，身材变矮。

任何引起生理功能紊乱的急慢性疾病对发育都可能发生直接的影响，如反复发作的呼吸道感染、结核、哮喘、1型糖尿病、慢性肾功能不全，都可致生长障碍和青春期发育延迟。卵巢和睾丸本身疾病、肿瘤、手术、外伤，直接导致性发育障碍。

由此可见，影响身体发育的因素是多样的、复杂的，每个人的生长和发育在遗传和后天因素影响下各有其特点。针对孩子生长发育存在的问题，需要科学分析，对症下药！

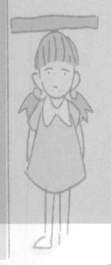

孩子增高应注意哪些事项？

宦　鹏（四川江油市第二人民医院）

金　梦（吉林大学临床医学）

许　可（北京协和医院）

孩子在成长阶段，父母除了关心他们的身体健康，也在意他们日后是不是能长得高壮。各医院门诊及健康咨询网站，常常见到父母焦急地问："医生，我的小孩怎么长不高？""多喝牛奶有没有帮助？"有些心急的父母甚至四处打探"增高偏方"，希望孩子能多长几厘米。

那孩子长高，我们只能"拼爹妈"吗？

遗传因素即先天因素是最重要的，通俗来讲是"底子"水平。现在的科研也证实了有许多基因与身高增长有关。临床常用以下公式来计算遗传身高：

男童＝【（父母身高之和＋13）/2】

女童＝【（父母身高之和－13）/2】

或者：

男童（厘米）＝父母身高之和×1.08/2

女童＝（父亲身高＋0.923×母亲身高）/2

这些公式是根据不同地区、不同人群的统计学处理后得出来的，并不是所有人都能完全符合这些公式。另外，这些公式都只考虑了父母身高，忽略了其他因素对孩子身高的影响，只适合做一个大致的预测，而不能当"金科玉律"。

普遍认为，在良好的环境下成长，父母身高和孩子身高的关联性高达

70%。但这不是绝对情况。现实生活中，我们经常会发现"父母矮、孩子高"或"父母高、孩子矮"。人的身高并不是由单一特定基因决定，大部分人身上同时存在高的基因和矮的基因，长得高或矮，主要看遗传表现的是哪一个。总体来看，基因的确影响孩子身高，但并不决定一切。除了遗传外，还有其他的因素影响了我们的身高。

还有哪些因素会左右一个人的身高呢？

人类生长发育从出生大概延续到18岁，男孩生长期较女孩多2年左右。一般情况下，宝宝出生时大约50厘米；到1岁，身长增加约25厘米，此后身高增长速度逐渐减慢；到2岁，增长10～12厘米；到3岁，增加约8厘米；3岁以后每年增加5～7厘米；青春期开始，身高又猛蹿一截，总计约25厘米左右。至此，孩子的身高增长就彻底结束了。现代医学已经证实，在这十余年的生长过程中，疾病、营养、生长激素、性激素、甲状腺激素、运动、睡眠、情绪等诸多因素都会影响身高的增长，后天因素的影响可让孩子的最终身高有10厘米的差距。

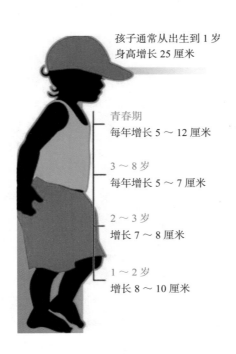

孩子通常从出生到1岁
身高增长25厘米

青春期
每年增长5～12厘米

3～8岁
每年增长5～7厘米

2～3岁
增长7～8厘米

1～2岁
增长8～10厘米

因此，帮助孩子长高绝非一蹴而就的事情，父母更应该关注以下几点。

1. 黄金时期莫错过

婴幼儿时期和青春期是人长高的两个黄金期。婴幼儿时期是指出生以后到2岁这段时间，也是生长发育最快的阶段。2岁前营养对生长的影响更为重要，所以这一阶段最重要的是营养要跟上。青春期是指女孩10岁左右，男孩11岁左右这段时间，青春发育期时孩子平均每年可增高7～10厘米，约持续3年。之后骨缝闭合，便再无机会！在这两个黄金期内，定时测量身高、了解孩子长势是非常必要的，低于一般生长频率，应引起注意，及时就医。

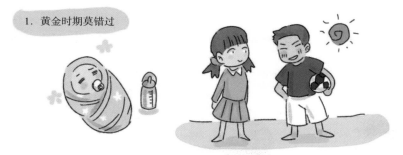

婴幼儿时期和青春期是人长高的两个黄金期。

2. 营养补充要跟上

营养是儿童及青少年生长发育的基础。根据美国食品药物管理局（FDA）建议，正常生长发育所需的能量、蛋白质和氨基酸，必须由食物供给，主要包括肉、蛋、豆及豆类食物；骨的形成还需要足够量的钙、磷，微量的锰、铁以及维生素A、C、D。

目前一般家庭饮食中，荤素搭配，营养应该是全面及充足的。家长应该注意不要让孩子养成偏食的习惯，不鼓励随意给孩子吃补品、营养品。还要避免给孩子吃一些不健康食品而影响重要营养物质的摄入，比如碳酸饮料会影响体内钙元素的代谢；甜食会影响消化；腌制、油炸食品及膨化食品等要少吃。

不同的年龄段有不同的生长规律，对营养素的需求也有差异。合理补充营养的同时也要避免肥胖。

2. 营养补充要跟上

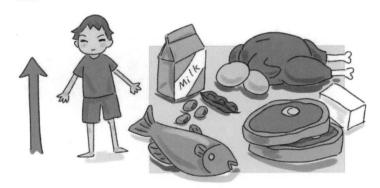

正常生长发育所需的能量、蛋白质和氨基酸，必须由食物供给，主要包括肉、蛋、奶、豆及豆类食物。

3. 运动锻炼莫忘记

面对繁重的课业压力，家长往往忽视孩子的体育锻炼，甚至牺牲体育活动时间为学习让步，这断不可取。充分运动后，能够增加食欲、晚上睡眠质量更好；还可加强机体新陈代谢过程，加速血液循环，促进生长激素分泌，加快骨组织生长，有益于人体长高。长期坚持对长骨骨骺部位有适宜刺激的运动，如慢跑、踢毽、跳绳、舞蹈、体操、球类、游泳等，会给孩子的身高增长带来惊喜。可依照孩子个人喜好鼓励合理运动，最好保证每日1小时的运动时间，但切忌强度过高而适得其反。

3. 运动锻炼莫忘记

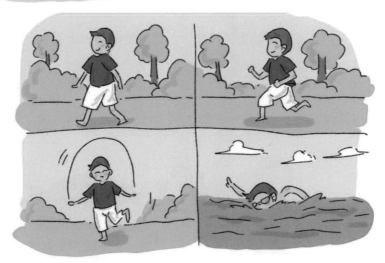

快走、慢跑、跳绳、游泳等，会给孩子的身高增长带来惊喜。

4. 充足睡眠要保证

为保证青少年生长发育，充足的睡眠起着相当大作用，因为深度睡眠有助生长激素的分泌。所以孩子千万不要熬夜而牺牲睡眠时间，尽可能在晚上10点前上床休息，保证足够睡眠时间，促进健康发育。

4. 充足睡眠要保证

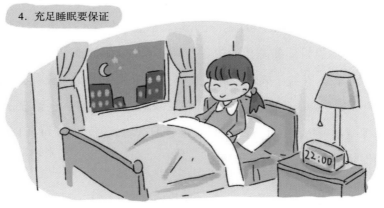

尽可能在晚上10点前上床休息，保证足够睡眠时间，促进健康发育。

5. 环境心理莫忽视

良好、融洽的家庭和人际关系有利于孩子身心健康，过大的压力会造成人体内分泌功能失调，使生长激素分泌不足。一些研究发现，情绪或心理障碍同样也能影响身高。如果孩子从小生长在缺乏家庭温暖的环境中，得不到充分的关爱，那么他的身高常比同年龄儿童矮小，国外称这类矮小者为"心理性矮小"。而一旦这些负面的心理因素解除后，大部分孩子能够恢复正常的长个速度。另外，精神因素还会影响孩子和食欲以及胃肠道和消化吸收能力，生长因此受到限制。

生长发育过程中，个头矮小的孩子可能会受到嘲笑，产生心理问题，如到医院查骨龄与孩子年龄相匹配，则不必担心，这样的孩子只是长得晚，而不是长不高，这时应多鼓励孩子，帮助他们消除心理负担。因此，一定要给孩子创造一个良好环境，使他们保持良好精神情绪和心理状态，以利于孩子身心健康成长。

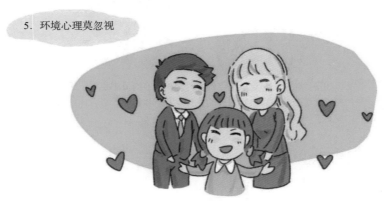

良好、融洽的家庭和人际关系有利于孩子身心健康。

6. 疾病矮小要重视

如慢性咳嗽、消化系统、肾脏疾病、内分泌疾病、睡眠异常等一些疾病会对孩子的生长发育产生影响，积极地预防治疗为上策。还有一些孩子是患上了矮小症，更是需要早发现、早干预、早治疗。

　　总之，家长们切忌因为急于求成而相信所谓的"增高偏方"，也不要忽视了孩子生长发育中的关键时期和出现问题。在医生的指导下，调整饮食和生活方式、坚持体育锻炼，努力把个人身高的生长潜力挖掘出来，才是科学之策。

6. 疾病矮小要重视

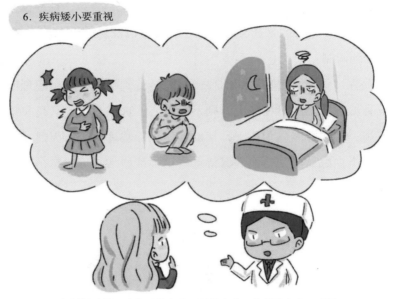

如慢性咳嗽、消化系统疾病、肾脏疾病、内分泌疾病、睡眠异常等一些疾病会对孩子的生长发育产生影响。

如何正确测量并评估孩子身高

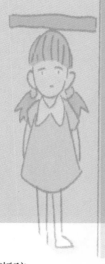

苏瑞瑞（德州市人民医院）

杨莹莹（北京协和医院）

俗话说："工欲善其事，必先利其器；器欲尽其能，必先得其法"。判断孩子身高是否正常，也需要有一个科学的评估及测量方法。这是正确评估孩子生长发育的基础和前提。

很多人认为测量身高很简单，用尺子量一下就可以了。其实测量身高还是很有讲究的。测量身高时，要求在同一时间、同一地点，由同一人使用同一测量尺测量。测量时取正位、枕部、臀部、双足根部紧贴尺板，两足尖呈45°角，稍收下颌，耳屏上缘与眼眶下缘的连线与地面平行，滑动尺板3次，取3次平均数即为被测者身高。

我们可以将测量方法的要点归纳为"四同"，即：

1. 同一测量工具：选用同一个测量尺测量。

2. 同一测量时间：由于人的脊柱椎间隙受到其姿势和活动度的影响以及足弓的变化，人的早晚身高会有差别。在固定的、相同的时间测量才更具可比性，通常是在早晨起床时进行测量。

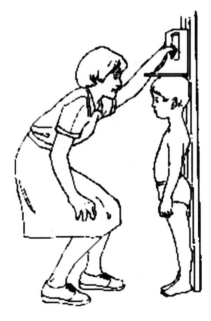

我们可以将测量方法的要点归纳为"四同"，即：

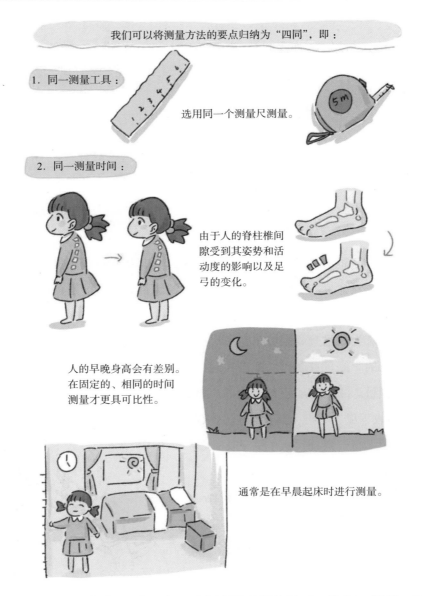

1. 同一测量工具：

选用同一个测量尺测量。

2. 同一测量时间：

由于人的脊柱椎间隙受到其姿势和活动度的影响以及足弓的变化。

人的早晚身高会有差别。在固定的、相同的时间测量才更具可比性。

通常是在早晨起床时进行测量。

3. 同一站立方式：测量时，要求被测者脱掉鞋子，脚跟、腿部、臀部、腰部、背部、肩部和头部全部贴墙站立，挺胸收腹，双目平视，下颌不能上翘，以测得头部最高点。

4. 同一人测量：不同人在测量时，尺卡压在头部的松紧度是不一样的，因此由同一个人测量，结果更准确。

3. 同一站立方式：

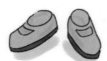

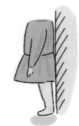

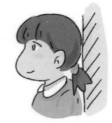

测量时，要求被测者
脱掉鞋子。

脚跟、腿部、臀部、
腰部、背部——

肩部和头部全部
贴墙站立。

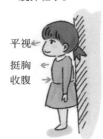

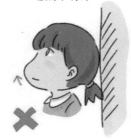

挺胸收腹，
双目平视。

下颌不能上翘，
以测得头部最高点。

4. 同一人测量：

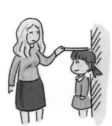

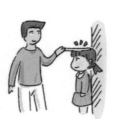

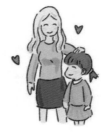

不同人在测量时，尺卡压在头部的
松紧度是不一样的。

因此由同一个人测量，
结果更准确。

0～18岁儿童青少年身高、体重标准差单位数值表（男）

年龄	-3SD 身高（cm）	体重（kg）	-2SD 身高（cm）	体重（kg）	-1SD 身高（cm）	体重（kg）	中位数 身高（cm）	体重（kg）	+1SD 身高（cm）	体重（kg）	+2SD 身高（cm）	体重（kg）	+3SD 身高（cm）	体重（kg）
出生	45.2	2.26	46.9	2.58	48.6	2.93	50.4	3.32	52.2	3.73	54.0	4.18	55.8	4.66
2月	52.2	3.94	54.3	4.47	56.5	5.05	58.7	5.68	61.0	6.38	63.3	7.14	65.7	7.97
4月	57.9	5.25	60.1	5.91	62.3	6.64	64.6	7.45	66.9	8.34	69.3	9.32	71.7	10.39
6月	61.4	5.97	63.7	6.70	66.0	7.51	68.4	8.41	70.8	9.41	73.3	10.50	75.8	11.72
9月	65.2	6.67	67.6	7.46	70.1	8.35	72.6	9.33	75.2	10.42	77.8	11.64	80.5	12.99
12月	68.6	7.21	71.2	8.06	73.8	9.00	76.5	10.05	79.3	11.23	82.1	12.54	85.0	14.00
15月	71.2	7.68	74.0	8.57	76.9	9.57	79.8	10.68	82.8	11.93	85.8	13.32	88.9	14.88
18月	73.6	8.13	76.6	9.07	79.6	10.12	82.7	11.29	85.8	12.61	89.1	14.09	92.4	15.75
21月	76.0	8.61	79.1	9.59	82.3	10.69	85.6	11.93	89.0	13.33	92.4	14.90	95.9	16.66
2岁	78.3	9.06	81.6	10.09	85.1	11.24	88.5	12.54	92.1	14.01	95.8	15.67	99.5	17.54
2.5岁	82.4	9.86	85.9	10.97	89.6	12.22	93.3	13.64	97.1	15.24	101.0	17.06	105.0	19.13
3岁	85.6	10.61	89.3	11.79	93.0	13.13	96.8	14.65	100.7	16.39	104.6	18.37	108.7	20.64
3.5岁	89.3	11.31	93.0	12.57	96.7	14.00	100.6	15.63	104.5	17.50	108.6	19.65	112.7	22.13
4岁	92.5	12.01	96.3	13.35	100.2	14.88	104.1	16.64	108.2	18.67	112.3	21.01	116.5	23.73
4.5岁	95.6	12.74	99.5	14.18	103.6	15.84	107.7	17.75	111.9	19.98	116.2	22.57	120.6	25.61
5岁	98.7	13.50	102.8	15.06	107.0	16.87	111.3	18.98	115.7	21.46	120.1	24.38	124.7	27.85
5.5岁	101.6	14.18	105.9	15.87	110.2	17.85	114.7	20.18	119.2	22.94	123.8	26.24	128.6	30.22
6岁	104.1	14.74	108.6	16.56	113.1	18.71	117.7	21.26	122.4	24.32	127.2	28.03	132.1	32.57
6.5岁	106.5	15.30	111.1	17.27	115.8	19.62	120.7	22.45	125.6	25.89	130.5	30.13	135.6	35.41
7岁	109.2	16.01	114.0	18.20	119.0	20.83	124.0	24.06	129.1	28.05	134.3	33.08	139.6	39.50
7.5岁	111.8	16.70	116.8	19.11	121.9	22.06	127.1	25.72	132.4	30.33	137.8	36.24	143.4	43.99
8岁	114.1	17.33	119.3	19.97	124.6	23.23	130.0	27.33	135.5	32.57	141.1	39.41	146.8	48.57
8.5岁	116.2	17.93	121.6	20.79	127.1	24.37	132.7	28.91	138.4	34.78	144.2	42.54	150.1	53.08
9岁	118.3	18.53	123.9	21.62	129.6	25.50	135.4	30.46	141.2	36.92	147.2	45.52	153.3	57.30
9.5岁	120.3	19.17	126.0	22.50	131.9	26.70	137.9	32.09	144.0	39.12	150.1	48.51	156.4	61.37
10岁	122.0	19.81	127.9	23.40	134.0	27.93	140.2	33.74	146.4	41.31	152.7	51.38	159.2	65.08
10.5岁	123.8	20.55	130.0	24.43	136.3	29.33	142.6	35.58	149.1	43.69	155.7	54.37	162.3	68.71
11岁	125.7	21.41	132.1	25.64	138.7	30.95	145.3	37.69	152.1	46.33	158.9	57.58	165.8	72.39
11.5岁	127.7	22.35	134.5	26.96	141.4	32.73	148.4	39.98	155.4	49.19	162.6	60.96	169.8	76.17
12岁	130.0	23.37	137.2	28.41	144.6	34.67	151.9	42.49	159.4	52.31	166.9	64.68	174.5	80.35
12.5岁	132.6	24.55	140.2	30.01	147.9	36.76	155.6	45.13	163.3	55.54	171.1	68.51	178.9	84.72
13岁	136.3	26.21	144.0	32.04	151.8	39.22	159.5	48.08	167.3	59.04	175.1	72.60	183.0	89.42
13.5岁	140.3	28.16	147.9	34.22	155.4	41.67	163.0	50.85	170.5	62.16	178.1	76.16	185.7	93.50
14岁	144.3	30.40	151.5	36.54	158.7	44.08	165.9	53.37	173.1	64.84	180.2	79.07	187.4	96.80
14.5岁	147.6	32.59	154.5	38.71	161.3	46.89	168.2	55.43	175.0	66.86	181.8	81.11	188.5	99.00
15岁	150.1	34.59	156.7	40.63	163.3	48.00	169.8	57.08	176.3	68.35	182.8	82.45	189.3	100.29
15.5岁	151.9	36.33	158.3	42.26	164.7	49.49	171.0	58.39	177.3	69.44	183.6	83.32	189.8	100.96
16岁	152.9	37.67	159.1	43.51	165.4	50.62	171.6	59.35	177.8	70.20	184.0	83.85	190.1	101.25
16.5岁	153.5	38.77	159.7	44.54	165.9	51.53	172.1	60.12	178.2	70.79	184.3	84.21	190.3	101.36
17岁	154.0	39.58	160.1	45.28	166.3	52.20	172.3	60.68	178.4	71.20	184.5	84.45	190.5	101.39
18岁	154.4	40.65	160.5	46.27	166.6	53.08	172.7	61.40	178.7	71.73	184.7	84.72	190.6	101.36

注：①根据2005年九省/市儿童体格发育调查数据研究制定　　参考文献：中华儿科杂志，2009年7期

②3岁以前为身长

（首都儿科研究所生长发育研究室　制作）

0～18岁儿童青少年身高、体重标准差单位数值表（女）

年龄	-3SD 身高(cm)	-3SD 体重(kg)	-2SD 身高(cm)	-2SD 体重(kg)	-1SD 身高(cm)	-1SD 体重(kg)	中位数 身高(cm)	中位数 体重(kg)	+1SD 身高(cm)	+1SD 体重(kg)	+2SD 身高(cm)	+2SD 体重(kg)	+3SD 身高(cm)	+3SD 体重(kg)
出生	44.7	2.36	46.4	2.54	48.0	2.85	49.7	3.21	51.4	3.63	53.2	4.10	55.0	4.65
2月	51.1	3.72	53.2	4.15	55.3	4.65	57.4	5.21	59.6	5.86	61.8	6.60	64.1	7.46
4月	56.7	4.93	58.8	5.48	61.0	6.11	63.1	6.83	65.4	7.65	67.7	8.59	70.0	9.66
6月	60.1	5.64	62.3	6.26	64.5	6.96	66.8	7.77	69.1	8.68	71.5	9.73	74.0	10.93
9月	63.7	6.34	66.1	7.03	68.5	7.81	71.0	8.69	73.6	9.70	76.2	10.86	78.9	12.18
12月	67.2	6.87	69.7	7.61	72.3	8.45	75.0	9.40	77.7	10.48	80.5	11.73	83.4	13.15
15月	70.2	7.34	72.9	8.12	75.6	9.01	78.5	10.02	81.4	11.18	84.3	12.50	87.4	14.02
18月	72.8	7.79	75.6	8.63	78.5	9.57	81.5	10.65	84.6	11.88	87.7	13.29	91.0	14.90
21月	75.1	8.26	78.1	9.15	81.2	10.15	84.4	11.30	87.7	12.61	91.1	14.12	94.5	15.85
2岁	77.3	8.70	80.5	9.64	83.8	10.70	87.2	11.92	90.7	13.31	94.3	14.92	98.0	16.77
2.5岁	81.4	9.48	84.8	10.52	88.4	11.70	92.1	13.05	95.9	14.60	99.8	16.39	103.8	18.47
3岁	84.7	10.23	88.2	11.36	91.8	12.65	95.6	14.13	99.4	15.83	103.4	17.81	107.4	20.10
3.5岁	88.4	10.95	91.9	12.16	95.6	13.55	99.4	15.16	103.3	17.01	107.2	19.17	111.3	21.69
4岁	91.7	11.62	95.4	12.93	99.2	14.44	103.1	16.17	107.0	18.19	111.1	20.54	115.3	23.30
4.5岁	94.8	12.30	98.7	13.71	102.7	15.33	106.7	17.22	110.9	19.42	115.2	22.00	119.5	25.04
5岁	97.8	12.93	101.8	14.44	106.0	16.20	110.2	18.26	114.5	20.66	118.9	23.50	123.4	26.87
5.5岁	100.7	13.54	104.9	15.18	109.2	17.09	113.5	19.33	118.0	21.98	122.6	25.12	127.2	28.89
6岁	103.2	14.11	107.6	15.87	112.0	17.94	116.6	20.37	121.2	23.27	126.0	26.74	130.8	30.94
6.5岁	105.5	14.66	110.1	16.55	114.7	18.78	119.4	21.44	124.3	24.61	129.2	28.46	134.2	33.14
7岁	108.0	15.27	112.7	17.31	117.6	19.74	122.5	22.64	127.6	26.16	132.7	30.45	137.9	35.75
7.5岁	110.4	15.89	115.4	18.10	120.4	20.74	125.6	23.93	130.8	27.83	136.1	32.64	141.5	38.65
8岁	112.7	16.51	117.9	18.88	123.1	21.75	128.5	25.25	133.9	29.56	139.4	34.94	144.9	41.74
8.5岁	115.0	17.14	120.3	19.71	125.8	22.83	131.3	26.67	136.9	31.45	142.6	37.49	148.4	45.24
9岁	117.0	17.79	122.6	20.56	128.3	23.96	134.1	28.19	139.9	33.51	145.8	40.32	151.8	49.19
9.5岁	119.1	18.49	125.0	21.49	131.0	25.21	137.0	29.87	143.1	35.82	149.2	43.54	155.4	53.77
10岁	121.5	19.29	127.6	22.54	133.8	26.60	140.1	31.76	146.4	38.41	152.8	47.15	159.2	58.92
10.5岁	123.9	20.23	130.3	23.74	136.8	28.16	143.3	33.80	149.8	41.15	156.3	50.92	163.0	64.24
11岁	126.9	21.46	133.4	25.23	140.0	29.99	146.6	36.10	153.3	44.09	160.0	54.78	166.7	69.27
11.5岁	129.9	22.89	136.5	26.86	143.1	31.93	149.7	38.40	156.3	46.87	162.9	58.21	169.6	72.80
12岁	133.0	24.58	139.5	28.77	145.9	34.04	152.4	40.77	158.8	49.54	165.3	61.22	171.8	75.32
12.5岁	135.9	26.32	142.1	30.64	148.4	36.04	154.6	42.89	160.8	51.75	167.1	63.44	173.3	77.05
13岁	138.2	28.11	144.2	32.50	150.3	37.94	156.3	44.79	162.3	53.55	168.3	64.99	174.3	78.11
13.5岁	140.1	29.81	146.0	34.23	151.8	39.66	157.6	46.42	163.4	54.99	169.2	66.03	175.0	78.87
14岁	141.5	31.38	147.2	35.80	152.9	41.18	158.6	47.83	164.3	56.16	169.9	66.77	175.5	79.27
14.5岁	142.6	32.73	148.2	37.13	153.8	42.45	159.4	48.97	164.9	57.06	170.4	67.28	175.9	79.48
15岁	143.3	33.78	148.8	38.16	154.3	43.42	159.8	49.82	165.3	57.72	170.8	67.61	176.2	79.60
15.5岁	143.7	34.59	149.2	38.94	154.7	44.15	160.1	50.45	165.6	58.19	171.1	67.82	176.4	79.68
16岁	143.7	35.06	149.2	39.39	154.7	44.56	160.1	50.81	165.5	58.45	171.0	67.93	176.4	79.77
16.5岁	143.8	35.40	149.3	39.72	154.7	44.87	160.2	51.07	165.6	58.64	171.0	68.00	176.4	79.86
17岁	144.0	35.57	149.5	39.88	154.9	45.01	160.3	51.20	165.7	58.73	171.0	68.04	176.5	79.95
18岁	144.4	35.85	149.8	40.15	155.2	45.26	160.6	51.41	165.9	58.88	171.3	68.10	176.6	79.90

注：①根据2005年九省/市儿童体格发育调查数据研究制定　参考文献：中华儿科杂志，2009年7期

②3岁以前为身长

（首都儿科研究所生长发育研究室　制作）

需要注意的是，测量3岁以下与3岁以上的儿童有所不同。3岁以下儿童应测量卧位长。测量方法为用标准的量床或量板，被测量的儿童脱去鞋子、袜子、帽子，仅穿单裤，仰卧于量床底板中线上，一人用手固定住儿童的头部，使头顶紧贴头板。另一人左手握住儿童两膝，使双下肢并拢并紧贴量床，右手移动足板使其紧贴双脚的脚跟，读足板处所示数字。

测量身长

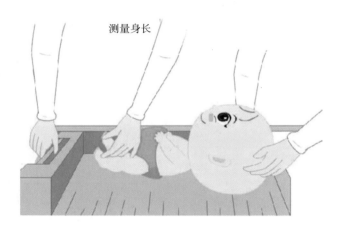

掌握了科学的测量方法，该如何对孩子的身高做出正确的评估呢？

标准差法是用平均值和标准差作为评价"标准"，与现行的身高标准值（参照身高标准对照表）对比，凡是身高在平均值加减1个标准差范围内为中等，在平均值加1～2个标准差范围内为中上，超过2个标准差以上者为上，属于身材高大；低于1个标准差的为轻度生长缓慢，低于2个标准差的为生长发育迟缓。

另一个常用方法为百分位法，即看孩子的身高是否低于同种族、同年龄和同性别儿童平均身高的第3百分位数。百分位法，简单说来就是在同地区，同年龄，同种族，同性别的孩子中随机挑选100个，让他们由低向高排队，排在第50位孩子的身高就是这个年龄的正常身高，排在第3位以前的就属于矮小，排在第97位之后的就属于高大。

还有一种常用方法是生长速率法：当3岁以下婴幼儿的年增长速度小于7厘米，3岁至青春期前的年增长速度小于5厘米，青春期的年增长速度小于6

厘米时，都属于身高增长缓慢。

为什么提醒家长们注意监测孩子的身高呢？

多数情况下孩子的个子矮是正常变异导致的，例如家族性矮小、发育延迟等，但是少数情况下的矮小是病理状态下的矮小，可能是由于体内生长激素的缺乏、全身性的疾病或者遗传性疾病导致的，因此需要排查是否患有其他疾病而引起的孩子身高"矮"。生长速度减慢往往是儿童疾病的早期信号之一。出现此类现象，家长应该引起重视，从饮食、睡眠、运动及心理方面及早干预，及时就医。

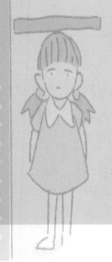

什么是矮小？

杜函泽（北京协和医院）
黄　秀（济宁医学院附属医院）

　　儿童矮小症发病率虽然高，但病本身并不可怕，可怕的是很多家长并不了解相关知识、不重视孩子身材矮小的问题，不认为矮小可能是一种疾病。超过半数家长不知道0～3岁就需要观察儿童身高；1/3以上的家长没有科学测量儿童身高的习惯；30%的家长误认为只要营养跟上了，身高就能追赶上；70%以上的家长对矮小症缺乏足够的了解。在发现孩子矮小后仍然盲目固守"晚发身""二十三蹿一蹿"这样的错误观念。结果等到孩子被确诊矮小症，

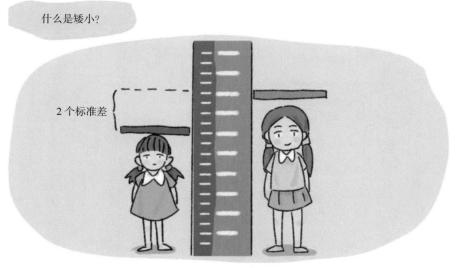

什么是矮小？

2 个标准差

矮小是指在相似环境下，儿童身高低于同种族、同年龄、同性别个体正常身高 2 个标准差以上。

却因骨骺闭合而错过了治疗期,抱憾终生。

矮小是指在相似环境下,儿童身高低于同种族、同年龄、同性别个体正常身高2个标准差以上,或者低于正常儿童生长曲线第3百分位数。引起矮小症的原因很多,其中生长激素缺乏引起的矮小症占到1/4左右,原因可能包括胎位异常、宫内窘迫、产后窒息等。这些孩子除了身高矮小外,每年身高的增长速度小于4厘米,生长激素激发试验峰值也不在正常范围。此外,遗传因素、骨发育障碍、染色体异常、宫内发育迟缓、特纳综合征、性早熟、营养不良、慢性心脏或消化道疾病、社会心理障碍等也会导致儿童矮小的发生。

引起矮小症的原因很多:内分泌性、家族遗传性、营养不良性、特发性(即找不出具体原因)……为了找到导致孩子身材矮小的罪魁祸首,医生需要家长的帮助,才能抽丝剥茧、追本溯源。那么需要做什么检查了解孩子的具体情况呢?①骨龄检查:拍摄左手X线正位片来判断骨龄,一般来说,骨龄与正常年龄之间相差1岁左右,超过或者低于都属于不正常;②内分泌检查:例如通过检查T_3、T_4、TSH水平来排除甲状腺功能减退的嫌疑;③其他检查:血常规、肝肾功能,血钙、磷、锌等检查来判断孩子的营养状况;④染色体检查:如果女孩矮小合并畸形,那么就要怀疑是否由染色体异常引起;⑤生长激素刺激试验:判断矮小是否由生长激素缺乏引起。

如果经过医生的综合判断,孩子确诊为矮小症,这时家长又该如何应对?在整个过程中,家长除了监督孩子遵医嘱按时服药外,还扮演了更加重要的角色。为了抓住后天因素的30%,让孩子在健康成长的基础上再长高10厘米,家长需要从饮食、睡眠、运动三个方面"拔苗助长"。①均衡的饮食是前提:家长首先需要帮助孩子改掉挑食的习惯,因为各种食物中的蛋白质、维生素、微量元素是孩子生长发育的肥料;②充足的睡眠是基础:在夜间(23:00~2:00)睡眠状态下的分泌量是白天清醒状态下的3倍,当前,电子产品盛行,孩子们过于依赖,家长必须起到带头加监督作用,严格控制孩子玩手机等电子产品时间,至少不能让孩子输在这种"新手任务"上;③适当而丰富的体育运动是加持:运动能刺激生长激素分泌,令血液中生长激素水平升高，同时促进血液循环，增加骨骼血液供应和微量元素的分布，从而加速骨骼生长，增加生长期骨量。篮球、排球、羽毛球、游泳、跳绳等运动都有利于骨骼的生长。

  总而言之，"拔苗助长"不仅需要家长敏锐的观察力、长期的陪伴，更加需要家长用爱和耐心来引导。

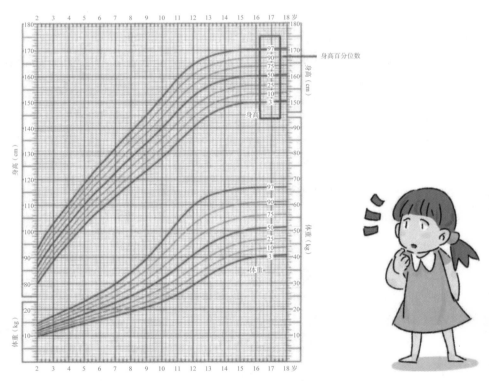

中国2～18岁女童身高，体重百分位曲线图

  注：①根据2005年九省/市儿童体格发育调查数据研究制定（中华儿科杂志，2009年7期）

   （首都儿科研究所生长发育研究室　制作）

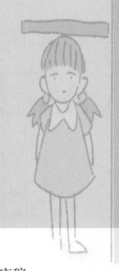

儿童生长发育都有哪些常见误区？

杨　颖（大连妇女儿童医疗中心）

朱佩杰（济宁医学院附属医院）

李晓端（济宁医学院附属医院）

春天到了，很多父母期冀着孩子能够在这个万物生发的时期，像庄稼一样快速拔高。的确，身高是事关孩子一生的大事。在我国，一个孩子出生后到婴幼儿期大多能得到定期的体检，以监测他们的生长和发育是否正常，初为人父母的家长也非常关注孩子的变化。但到了2～3岁后，家长的关注力就开始转移，对其智力的发育及对其常见病的关注，分散了家长对孩子身高的注意力。在我们的门诊中，很少有家长能讲出自己孩子2岁后的身高变化，只有严重身矮的儿童家长能回忆起，孩子同一尺寸的裤子能穿2～3年。

孩子到底每年长高多少呢？他们的身高变化是否正常呢？面对孩子的成长，很多家长并没有关注这些变化，"有苗不愁长""孩子早长、晚长总会长"等俗话让父母们放松了警惕。

莫把矮小当晚长——"有苗不愁长"误了孩子长高大事

在我的门诊患者中，一个23岁的女孩身高只有131厘米，家长在一年一年的等待中孩子并没有"晚长"起来，因为女孩子还没有月经来就诊，测量孩子的骨龄只有10岁，生长激素激发实验提示属于完全缺乏型，下丘脑、垂体检查提示下丘脑颅咽管瘤。如果家长能关注到孩子的生长在4～5岁时就明显低于同龄儿、如果家长能发现孩子每年身高增长不足4厘米、如果家长关注

23

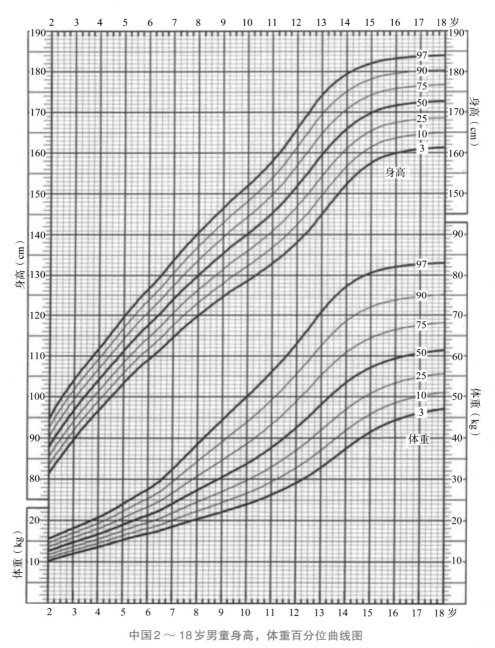

中国2～18岁男童身高，体重百分位曲线图

注：①根据2005年九省／市儿童体格发育调查数据研究制定；②3岁以前为身长。（中华儿科杂志，2009年7期）

儿童生长发育都有哪些常见误区？

误区 1、莫把矮小当晚长

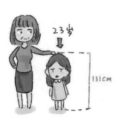

一个 23 岁的女孩
身高只有 131 厘米。

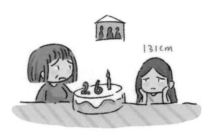

家长在一年一年的等待中
孩子并没有"晚长"起来。

到女孩子在该发育时没有乳房发育的迹象……那么肿瘤也许能更早被发现。

另一位患者小明15岁了，父母身高都比较高，总认为孩子未来不会太矮，可能只是晚长，因此父母也没太在意，后来妈妈发现小明慢慢已经开始发育了，个子还是一如既往地矮，才开始担心起来。这是中国2～18岁男孩的身高体重百分位数曲线图，从图中我们可以明显看出对于15岁的男孩来说，小明的身高是明显偏矮的。

众人所说"晚长"究竟又是什么呢？

晚长，医学上称"体质性生长发育迟缓"，这类孩子就是通常所谓的"大器晚成"型。父母身高都是正常的，但是孩子每年生长速度稍慢，进入青春期晚于同龄人，所以骨龄会落后于实际年龄。但是当同龄人的青春期结束，生长板愈合之后，这些孩子才正值青春期，仍在生长中，所以最后的身高与一般成人无异。值得注意的是这里"晚长"指的是男孩15岁、女孩14岁以后尚无第二性征发育（存在较强遗传性，大多也有妈妈或爸爸发育晚的情况）。

既然已经知道了什么是"晚长"，那"晚长"又有什么特点呢？总结一下，"晚长"大概有以下特点：①孩子出生时身长和体重均正常，青春期发育年龄晚于正常同龄儿；②出生后3～6个月开始到2岁生长速度较同龄儿慢，

3岁以后生长速度基本正常，在青春期前生长速度可能又较慢；③往往父母有青春期发育延迟的历史，有一定的遗传因素；④骨龄落后于实际年龄，身高与骨龄相符。

从这些特点来看，两位小患者都不符合"晚长"的情况，如果父母能尽早通过科学的评价，如身高曲线图、第二性征情况、骨龄情况、家族史等来看孩子长高的潜力，发现问题时需及时咨询专业医生。可能孩子也能更早得到治疗。

在生长中问题还有很多的相关因素决定身高。矮小并不可怕，可怕的是错把矮小当成"晚长"而使孩子失去长高的最后机会。因此，家长应及早发现问题、尽早干预。我们希望每一个祖国的花朵都有一个光明灿烂的未来，长大以后不要因为矮小而抱憾终生。

孩子2岁时身高不达正常标准需要警惕

影响儿童生长发育的因素大致可分为内在因素和外在因素两大类。遗传是很重要的内在因素。小儿生长发育的特征、潜力等受到父母的种族、身材、外部体征的影响，而遗传性疾病无论是染色体畸变或是代谢缺陷都会对儿童生长发育产生影响。

在生长发育中，内分泌腺体的分泌功能起着重要的作用，任何原因引起的相应内分泌功能的紊乱都会造成生长和发育的异常。其中，甲状腺、下丘脑、垂体、性腺的作用尤为重要。甲状腺功能减低在2岁以内特别是新生儿期发病，发病者往往会出现智力低下并伴矮小；但2岁后出现的甲低，患者往往智力正常，有些孩子可能没有典型甲低症状，仅表现为生长缓慢、便秘、容易疲惫。下丘脑、垂体的肿瘤或是发育异常的患者通常不表现出智力问题，而仅是生长的迟缓。随着年龄增长，身高落后于正常儿童越明显。性腺内分泌加速生长的同时也会促进骨骺的闭合。

胎儿期的发育异常也是导致出生以后身高及发育问题的原因之一。对出

警惕2、孩子2岁时身高不达正常标准需要警惕

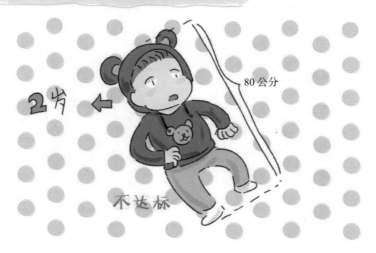

生时早产、小于胎龄儿的身高落后，如果2岁时不能追赶到正常儿的身高，或是家族遗传身高较好的孩子勉强追赶到同龄正常儿童身高低线，都属于不正常范围。

那些裤子几年都穿不短的孩子应及早就医

生长发育的速度和特征会表现出性别差异，一般女孩在青春期前平均身高、体重较同龄男孩子小，但女孩的青春发育较男孩子早2年，这一阶段女孩子会出现生长加速，男孩子则在随后的2～3年出现青春发育，完成生长的突增。在我们门诊，来就诊的孩子经常已经是高中生甚至大学生。当孩子岁数已然较大，1～2年里却只长2～3厘米，身高又很不理想时，家长才会着急，这个岁数的孩子对自己的身高也非常重视。但骨龄检查通常提示，骨骺已经闭合或接近闭合。当将这一结果告知孩子时，面对父母和孩子的失望的眼睛，医生也十分遗憾，特别是对那些如果早就诊可以改善终身高的孩子，更是遗憾！

生长和发育同孩子的其他能力一样，不是可以无止境变化的，有时候真

警惕 3、裤子几年都穿不短的孩子应及早就医

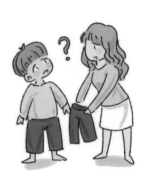
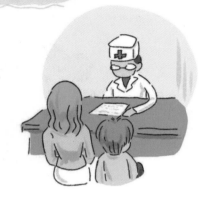

的就是"过了这村，就没有这店"了。所以，对于出生时身矮的孩子、对于家族身高矮小的孩子、对于家族身高很高但身高却总达不到遗传预测靶身高曲线上的孩子、对于性发育提早的孩子、对于那些几年裤子都穿不短的孩子、对于在班里总坐第一排、同时年增长速率小于4厘米的孩子……无论男孩还是女孩都应该及早就诊。小儿内分泌医生可以帮助你了解孩子的生长是否正常。

小儿多吃保健品会造成骨龄提前闭合

在我的患者中，一个143厘米的女孩子在大学三年级时，因为找工作受阻，前来就诊。可惜她骨龄已经闭合。父母的身高都很好，孩子的遗传靶身高应该可以达到164厘米。经过追问病史、相关疾病的排除，妈妈说孩子小时候总爱感冒发烧，所以曾给孩子吃过很多补品，有增高的、增加食欲的、提高免疫力的，这些保健品可能是导致孩子在服用后生长加速的同时促进了骨龄的提前，造成骨骺提早闭合，致孩子终身高变矮的原因。母亲说几千元的保健品从来没吝惜过，希望孩子能长得更壮的良好愿望，最终却害了孩子。

还有家长一听说长个儿，就片面认为"多补钙"。这也是不对的。孩子能长高，离不开生长激素的分泌、膳食营养的均衡、必要的运动等，单纯补钙

警惕4、小儿乱吃保健品会造成骨骺提前闭合

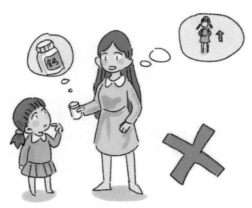

家长片面认为"多补钙"会长个

不能达到效果。其次，单纯补钙、补过量反而不好。钙片吃得过多，孩子便秘不说，骨折、骨骼过早钙化都可能找上门。只喝奶或喝太多奶，孩子正餐吃得少了，营养摄入就会受到影响，反而影响长个儿。因此，补钙或补营养素一定要均衡、适量。

人类的生长发育是一个漫长而复杂的过程，生长模式的偏差是非特异性的，但却是相当重要的严重疾病的指标。很多疾病如颅内、肾上腺、卵巢等肿瘤或染色体病、部分遗传代谢病等，在早期会表现出生长发育的异常：生长过快或过慢、肥胖症、性早熟等现象。如果忽视这些早期征兆，往往会延误治疗，造成患儿不可逆的损害。

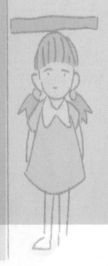

什么是骨龄？为什么要检查骨龄？

李　萍（济宁医学院附属医院）

胡传青（济宁医学院附属医院）

　　我在工作中经常会遇到很多家长提出的疑问：我的孩子矮小吗？我的孩子未来个子怎么样？我的孩子还能长高吗？我的孩子是不是晚长？

　　要想回答这些问题，我们就要从人是怎么长高的说起。人体的长高是肌肉、骨骼等共同生长的表现，其中以骨骼生长最为关键。在未成年人的骨骼X线片中，我们可以发现骨的两端存在着非常特殊的区域——骨骺和生长板，骨骼的变长就是通过这一区域的生长来实现的。同时，随着年龄的增长，骨骺的生长逐渐缓慢，生长板逐渐变薄，最终完全与骨骺融合，骨就不能再生长，人也就不能继续长高。

　　所以，在医学上，我们人类有两个年龄，一个是实际的年龄，另一个就是骨龄。就像树有年轮一样，骨头也是有年龄的；医生常将骨龄比作人类成长的年轮，比年龄更能正确得评价人体生长发育的成熟程度。它透露着人类身高的奥秘！孩子最终的身高是由骨龄决定，而不是年龄决定的。

　　那究竟什么是骨龄呢？骨龄是骨骼年龄的简称。骨骼系统自出生到成人，始终遵循一定规律不断发育成熟，每一个骨的发育过程都具有连续性和阶段性，每个阶段具有特定的形态特点，在X线片上表现出一定的征象，称作"成熟标志"（图1）。把小儿骨骼实际发育程度同标准发育程度进行比较，得到的发育年龄骨龄在很大程度上代表了儿童真正发育水平，因此用骨龄来判定人体成熟度比实际年龄更为确切。

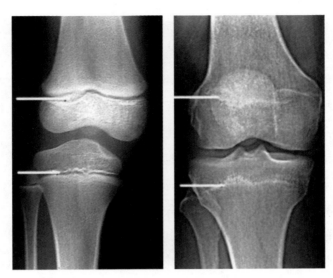

图1　骨龄X线示意图（左：骨骺未闭合的骨龄图；右：骨骺已闭合的骨龄图）

什么是骨龄？为什么要检查骨龄？

骨龄就是骨的年龄，
代表了骨成熟度

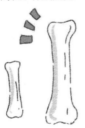

一般摄左手X线片，
了解其腕骨、掌骨、
指骨的发育

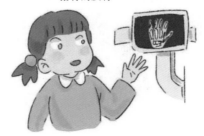

　　我们医生根据这些成熟标志逐渐总结出了人类骨骼发育的规律，有的还形成了口诀。比如腕关节骨龄口诀："头钩桡三三岁前，月舟大小幼儿圆，尺骨远端小学时，青春之前豆骨见。"其中就包含了我们人类8块腕骨的生长发育规律，这就类似与我国的24节气歌，"春雨惊春清谷天，夏满芒夏暑相连。秋处露秋寒霜降，冬雪雪冬小大寒"。到了一个节气就会出现与之相对应的季节、气候、物候现象。骨龄也一样，反映的是人类成长的轨迹，代表了人真正的发育水平。骨龄不仅可以确定儿童的生物学年龄，还可以及早了解儿童的生长发育潜力以及性成熟的趋势：通过骨龄还可预测儿童的成年身高，骨龄的测定还对一些儿科内分泌疾病的诊断有很大帮助。同时对于一些身材矮小的患者的治疗有很大的指导意义。

　　因人类的腕部有29个骨发育标志可供观察分析，集中了长骨、短骨、不整齐骨和圆骨等各种形态的骨骼，骨化中心的出现和干骺融合也有一定的时间间距，所以，判定骨龄的骨骼首先选用手腕骨，对于年龄较大的孩子还要同时拍摄长骨如肘关节X线片，以了解生长潜力。

　　接下来，我们一起看两张骨龄片（图2）。这两张图片就代表了不同的骨龄，大家先看左边这张，在关节和关节之间可以清晰地看到软骨层，也可以看到很清楚的缝隙，在手掌下端，这些小骨头之间的缝隙并没有完全融合，这说明这是一个骨骺还没有完全融合的骨龄片，还具有生长潜力。大家再看右边这张，关节和关节之间的软骨层没有了，缝隙变得很紧密，手掌下方小骨头之间的缝隙完全融合，这是一个骨骺已经完全融合的骨龄片，说明已经没有任何生长潜力了。通过这样的比较，相信大家了解了一个道理，骨骺一旦融合，是没有任何长高的空间了，所以一旦发现身高偏矮，一定要及时就诊，不要耽误了最佳时期。

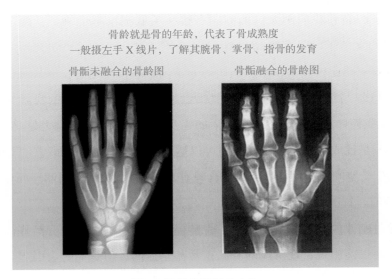

骨龄就是骨的年龄，代表了骨成熟度
一般摄左手X线片，了解其腕骨、掌骨、指骨的发育

骨骺未融合的骨龄图　　　　　　骨骺融合的骨龄图

图2　骨龄代表了什么？

　　如何从骨龄判断生长潜力的呢？接下来我们再来看一张图表。左边这排代表的是骨龄，中间代表的是到达这样的骨龄时，其身高已经完成最终成年身高的百分比，最右边的是指余下的生长潜力。比如一个骨龄11岁的女孩，此时她已经完成了最终成年身高90.6%的生长，剩余的生长潜力还有15 ～ 16厘米。

骨龄与生长潜势

BA	完成 FH%		生长潜势	
			剩余	GV
岁	女	男	cm	cm/年
11	90.6	80.4	15 ～ 16	8
12	92.2	83.4	10 ～ 12	5 ～ 6
13	96.7	87.6	4 ～ 5	3 ～ 4
14	98.0	92.7	3 ～ 4	< 2
			男＋5 ～ 10	

　　这张图表和我们刚才讲的问题有哪些关联呢？举个例子：两个同样都是11岁的女孩子，芳芳身高145厘米，算作正常；丽丽身高150厘米，此时在同龄人中就比较高了，丽丽的妈妈非常高兴。但是通过检查发现，芳芳的骨龄是11岁与年龄一致，丽丽的骨龄已经是13岁了，比她的实际年龄大了2岁。让我们计算一下她们成人之后的终身高。芳芳的生长潜力是15～16厘米，也就是说成人之后，她的身高可以达到160厘米，而丽丽呢，只有4～5厘米的生长空间了，最终的成人身高只有155厘米。最终，丽丽反而比芳芳矮了5厘米。

　　通过刚才的计算，我们知道，骨龄提前是不好的。因为骨龄提前，生长高峰就会提前出现，现阶段的身高正常甚至偏高，但是同时会引起骨骺的提前融合，导致最终的成人身高降低。所以在此要提醒大家注意，如果孩子现在的身高正常甚至偏高，您也不能掉以轻心！骨龄不一定和孩子的实际年龄一致，骨龄才是判断孩子生长潜力的唯一标准。

　　女孩：身高突增期：骨龄11～13岁；青春期：骨龄11岁后约第9个月出现月经初潮（第一次来月经）；停止长高期：骨龄17.3岁。

　　男孩：身高突增期：骨龄13～15岁；青春期：骨龄13岁后约第9个月出现变声、腋毛、胡须、喉结突出等；停止长高期：骨龄18.4岁。

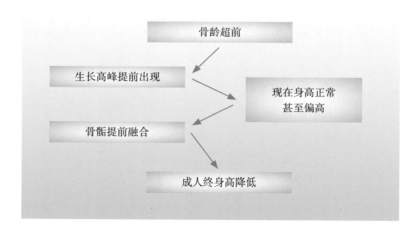

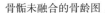
骨骺未融合的骨龄图   骨骺融合的骨龄图

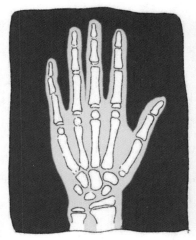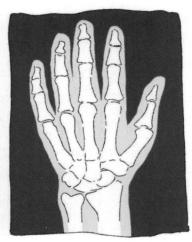

骨龄代表了什么？

骨龄与实际年龄之间的关系可用骨龄差来表明。即实际年龄与骨龄之间的差数，也为两者之间相差的具体岁数。实际年龄较骨龄差数为正数，则代表骨龄落后于年龄；如骨龄差数为负数，代表骨龄提前于年龄。通常将 ±2 岁为骨龄差的正常范围，其中骨龄差为 ±1 岁内属正常。当骨龄增加的速度大于身高增长的速度时则使骨骺融合提前，生长期缩短，最后造成成年身高降低。即：

生物年龄（骨龄）−生活年龄的差值在 ±1 岁以内的称为发育正常。

生物年龄（骨龄）−生活年龄的差值＞1 岁的称为发育提前（简称：早熟）。

生物年龄（骨龄）−生活年龄的差值＜−1 岁的称为发育落后（简称：晚熟）。

骨龄的异常，常常是儿科某些内分泌疾病所表现的一个方面。许多疾病将影响骨骼发育，或使其提前或使其落后，如肾上腺皮质增生症或肿瘤、遗传性先天性视网膜病。

综合征、性早熟、甲状腺功能亢进症、卵巢颗粒细胞瘤等将导致骨龄提前；而卵巢发育不全（特纳综合征）、软骨发育不全、甲状腺功能减低症等将导致骨龄明显落后。

传统的骨龄评估通常是对被测者的手部和腕部进行X线影像检查，然后由医生根据拍得的X线片进行解读。解读的方法有简单计数法、图谱法、评分法和计算机骨龄评分系统等，最常用的是G-P（Greulich-Pyle）图谱法和TW3评分法，目前TW2法国际上已经很少有人使用；根据骨龄预测成年身高，包括B-P（Bayley-Pinneau）法、TW3、中华-05法等，这些身高预测方法都是针对正常儿童的。由于某些疾病儿童的生长发育规律有其特定的规律，因此对于某些疾病儿童应当使用特定的身高预测方法才准确。

生长发育的种族差异与长期趋势的影响，目前最适合中国当代儿童的骨龄标准为TY/T 3001—2006《中国青少年儿童手腕骨成熟度及评价方法》（简称《中华-05》方法）。2006年，《中华-05》骨龄标准被编入《中华人民共和国行业标准》，成为中国目前唯一的行业骨龄标准。

生长发育是人生中很重要的阶段，孩子最佳的长高时间只有短短几年，家长不应有"等待"的心理，也不应该盲目信赖各式各样的增高药、增高仪。检查骨龄可以帮助我们及早发现孩子矮小的"苗头"。再次提醒广大朋友们，关注孩子的身高，及时检查骨龄，为孩子创造一个更加美好的未来。

什么是生长激素激发试验？

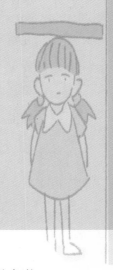

金 京（吉林市中心医院）

在生长发育门诊医生通常会给一部分前来就诊的矮小儿童做生长激素激发试验，有的家长会问："做这个试验有什么用？""我今天下午能查吗？"当做完了试验后还会问："医生，你看我家孩子有事吗？"今天就给大家介绍一下生长激素激发试验到底是什么。

所有孩子都需要进行生长激素激发试验检查吗？

答案是否定的。《矮身材儿童诊治指南》指出只有一部分矮小儿童需要进行该项特殊检查，比如小于2岁儿童身高增长小于7厘米/年、4岁到青春期

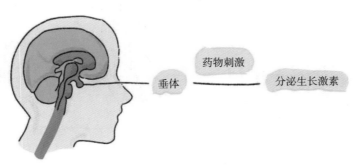

生长激素激发试验是通过药物刺激生长激素的分泌，从而判断生长激素储备功能是否正常。

儿童小于5厘米/年、青春期儿童小于6厘米/年（此处只列出了简单易行的指标）。所以各位家长朋友们可以自己在家给孩子监测一下每年身高增长速度，如果达不到以上要求就该带孩子来医院进一步检查，以免延误治疗时机，悔恨终生。

怎么做生长激素激发试验呢？

首先我们要了解一下生长激素（GH）是如何分泌的，在生理状态下GH在腺垂体呈脉冲式分泌，受下丘脑部位分泌的生长激素释放激素（GHRH）和生长激素释放抑制激素（SRIH）双重调节，同时还受睡眠、摄食、应激、运动等影响，所以单测一次GH不能说明任何问题。临床上需要进行生长激素激发试验明确GH的分泌情况，目前多采用药物刺激试验。

那么具体该怎么做呢？做生长激素激发试验前一晚10点后禁食，于第二天上午8～10点进行采血，应用药物（胰岛素、精氨酸、吡啶斯的明、可乐定、左旋多巴、GHRH）刺激前、刺激后30分钟、60分钟、90分钟、120分

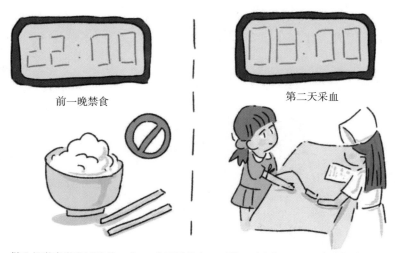

前一晚禁食　　　　　　　　　　　第二天采血

做生长激素激发试验前一晚10点后需禁食，于第二天上午8～10点进行采血，应用药物（胰岛素、精氨酸、吡啶斯的明、可乐定、左旋多巴、GHRH）刺激前、刺激后30分钟、60分钟、90分钟、120分钟采血测GH。

钟采血测 GH。正因如此，下午肯定是做不了生长激素激发试验的，这是由于 GH 的自身特点决定的，不是哪个教授、专家或医生说了算的。

其次，我们来说一说该怎么选用于激发试验的药物。药物可以分为两大类，一类是兴奋 GHRH 的药物（可乐定、左旋多巴），另一类是抑制 SRIH 的药物（胰岛素、精氨酸、吡啶斯的明）。一般从这两类中各选用一种进行组合，可以采用一天进行的复合刺激，也可以分两天进行，以此来避免假阳性的发生，提高生长激素缺乏症（GHD）诊断的准确率。

我给大家打个比方，我们可以把 GHRH 看成我军司令，SRIH 看成敌军司令，兴奋 GHRH 的药物是我军司令的参谋，而抑制 SRIH 的药物则是潜伏在敌军司令身边的卧底。做生长激素激发试验则好比是打仗，只有"里应外合"（参谋和卧底共同努力），才可能打胜仗，战果（GH）才会多！

生长激素激发试验结果该怎么看？

打完仗，评估一下战果（GH）时，当然是"战果"越多，对我们越有利，所以 GH 峰值在药物刺激试验过程中 < 5 微克/升即为生长激素完全性缺乏（GHD）；介于 5 ~ 10 微克/升之间为部分缺乏；> 10 微克/升则属正常。对于 GHD 的患者可能就需要应用 GH 治疗了，但是生长激素激发试验还有一定的局限性，不能一概而论，需要结合患者的病史、临床表现、其他辅助检查来综合考虑。同时也要结合患儿及家属的意愿决定是否治疗。

内分泌科医生经常说对于矮小是"三分靠打拼，七分天注定"，三分指的是环境因素，七分是遗传因素，所以对于那些本来就缺乏 GH 的患儿我们要尽早发现、尽早治疗。

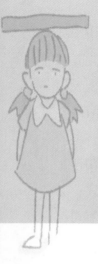

早产儿一定长不高吗？

李业荣（陆军总医院附属八一儿童医院）

孔晓慧（济宁医学院附属医院）

　　全球每年有1490万婴儿出生，早产宝宝占其中11%，我国早产宝宝人数居世界第2位。通常我们将胎龄小于32周，出生体重小于1.5千克，经口喂养动作不协调，合并一些并发症（支气管肺发育不良、坏死性小肠结肠炎、消化道结构或功能障碍、贫血、严重神经系统损伤等）的宝宝形象地称为"巴掌宝宝"。他们往往出生后就与妈妈分离，被送进新生儿监护病房，住进小小的暖箱里，接受呼吸机辅助通气、抗感染治疗、静脉营养、退黄疸等漫长的治疗过程。待宝宝体重长到2.0千克、病情稳定后，才能回到妈妈的怀抱。整个过程往往需要1个月甚至更长的时间。

　　早产宝宝出生时的状况和出生后的生长发育对其青春期生长发育各方面

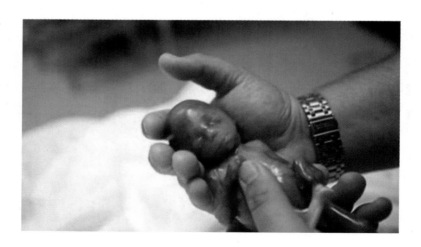

早产儿一定长不高吗?

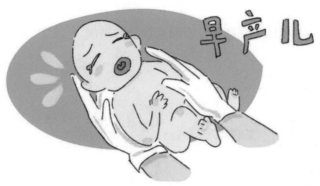

早产宝宝出生时的状况和出生后的生长发育对其后期各方面
发育如身高等影响巨大。

如身高等影响巨大。克拉克（Clark）等研究者将早产宝宝出院时生长参数
（通常以体质量、身高、头围作为生长参数）仍低于同胎龄平均生长参数的
10%定义为宫外生长发育迟缓。由于早产儿出生时机体系统器官发育尚未完
全成熟，营养物质储存有限，抵抗力不佳等因素使得宫外发育缓慢现象十分
常见。我国早产儿宫外发育缓慢发生率近50%，且出生时低体重新生儿发生
宫外发育缓慢的可能性更大。

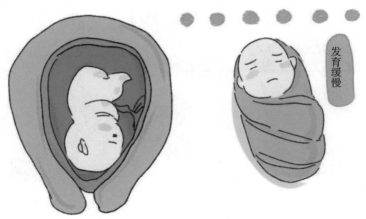

由于早产儿出生时机体系统器官发育尚未完全成熟，营养物质
储存有限，抵抗力不佳等因素使得宫外发育缓慢现象十分常见。

宫外生长发育迟缓不仅关系到早产宝宝的近期体格发育和并发症，还会影响到将来的健康及身高。现在身高渐渐受到人们的广泛关注，身材矮可影响其心理、学业、事业、婚姻等诸多方面。对这类矮身材的高危患儿，应该给予更多的关注，早预防、早诊断并及时采取治疗措施。

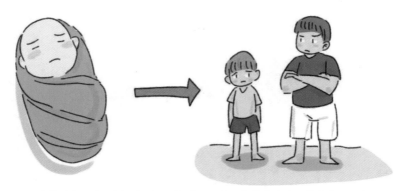

宫外生长发育迟缓不仅关系到早产宝宝的近期体格发育和并发症，还会影响到将来的健康及身高。

营养供给是早产宝宝尽快适应宫外环境的重要条件，热量和特定的营养素被视为高效的化学反应物质，其可促进其他营养物质的利用。早期积极肠内营养的应用使低体重早产宝宝早期有"生长追赶"现象。但早产宝宝达到

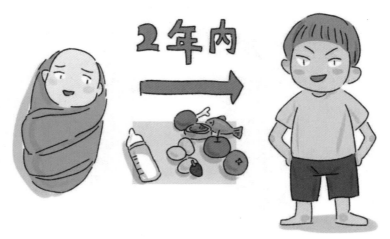

早产宝宝并非一定长不高，在出生后 2 年内早产宝宝多会出现一个追赶生长的阶段，所以家长们应注意合理喂养，抓住这一黄金时期。

推荐营养摄入量需一定时间,但在住院期间体重又很难增长,容易产生营养不良;对出院后的低体重的早产宝宝虽然提倡强化喂养,但许多早产宝宝回家喂养后,生长速率仍明显小于相应宫内生长速率的期望值。喂养成为早产宝宝出院后家长面临的难题。

通常我们根据母乳量的不同,给予宝宝不同的喂养方式。

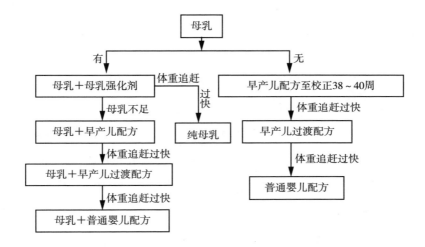

首先,除了吃奶,宝宝还需要额外补充营养元素:

● 维生素

早产、低出生体重儿生后即应补充维生素D800 ～ 1000U/天,3月龄后改为400U/天,直至2岁;维生素A推荐摄入量1332 ～ 3330U/(kg·d)。

● 矿物质

早产儿生后2 ～ 4周开始补充元素铁2mg/(kg·d),直至校正年龄1岁;钙推荐摄入量70 ～ 120mg/(kg·d),磷推荐摄入量35 ～ 75mg/(kg·d)。

● 长链多不饱和脂肪酸

长链多不饱和脂肪酸对早产儿神经发育有重要作用,尤其是二十二碳六烯酸(DHA)和花生四烯酸(ARA),母乳喂养是获得长链多不饱和脂肪酸的最佳途径。DHA推荐摄入量55 ～ 60mg/(kg·d),ARA推荐摄入量35 ～ 45mg/(kg·d),直至胎龄40周。

　　早产宝宝生长发育过程中会遇到重重困难：生长缓慢，会造成远期神经系统发育异常，影响智力、语言及运动等发育；生长过快，会增加青春期及远期糖尿病、肥胖、高血压、高血脂、哮喘及某些肿瘤的发病风险。对宝宝生长发育的评估是一个复杂而专业的过程，所以需要定期到医院进行正规随访。对于胎龄小于32周，出生体重小于1.5千克的早产儿第一年应每月1次，尤其出院后1～2周应进行首次评估，适当调整喂养计划。早产儿追赶生长的最佳时期是生后第一年，尤其是前6个月。多数早产宝宝通过合理喂养，2～3年内可达到正常水平。

　　有一位早产宝宝，因家长发现其比同龄儿童身材矮，2岁9个月来就诊。随访记录显示，该儿童为第2胎第一产，出生胎龄34＋4周，出生体重2.4千克，出生身长42厘米。随访到6月，体重相当于同月龄平均生长参数的25%，身高相当于10%；随访到10月，身高和体重相当于同月龄平均生长参数的25%。以后无随访记录。查骨龄见左腕骨可见3块骨化中心，骨龄显示2岁，该儿童的身高体重相当于同月龄平均生长参数的10%，但因早产儿发现身材矮的这种情况，不仅仅是生长激素缺乏的原因，有可能背后更多的影响因素是其早期的宫外发育迟缓。正确认识早产儿宫外发育迟缓，关注早产儿的营养和健康，直接影响早产儿"快高"成长和生活质量。早产儿的生长发育应引起更多的重视，让"小小树苗"也能长成参天大树。

小于胎龄儿如何实现身高追赶?

陈　适（北京协和医院）

刘　玉（聊城市人民医院）

安徒生笔下的童话故事《拇指姑娘》家喻户晓，他讲述一个只有大拇指大小的姑娘的历险故事，她的心永远向往着阳光，不向黑暗而屈服，最终寻找光明和幸福的故事。

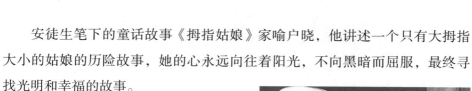

拇指姑娘身材娇小，就像我们现实生活中的"小于胎龄儿"，指出生体重和（或）身长在同胎龄平均值第10百分位数以下或低于平均值两个标准差的新生儿，通俗地说假如有100个同胎龄初生的婴儿从体重最轻到最重排

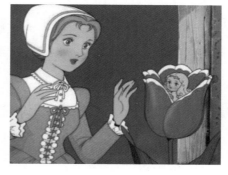

序，其中体重最轻的第10个就是第10百分位数。所以，小于胎龄儿是一种描述初生婴儿体重小的科学方法，它修正了胎龄和性别的影响。常见足月小于胎龄儿体重＜2.5千克或身长≤47厘米。SGA的发生率为3%～10%。该类患儿出生后，会出现自发性的追赶生长，患儿多在2岁内能赶上正常的同龄儿。

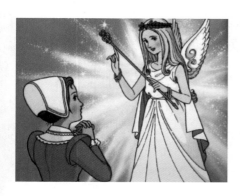

但并不是每一个"拇指宝贝"都会和拇指姑娘一样幸运、苦尽甘来。

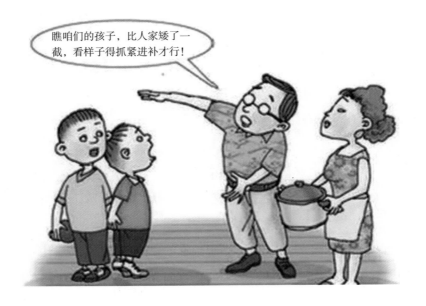

琪琪今年11岁了，是一个来之不易的宝贝女儿。之前琪琪的爸妈历经10年的求子之路，终于如愿怀孕，虽然孕期家人百般呵护，可琪琪一出生还是比其他新生儿瘦小，体重只有2.25千克，身长大约45厘米。在爸爸妈妈的精心呵护下，琪琪平平安安地长大了，聪明可爱，但身高始终比同龄孩子矮一大截。父母有时会担心，但父亲180厘米，母亲167厘米，亲戚朋友都劝说："你们这么高，孩子矮不了，她爸爸就长得晚。"这一等就到了琪琪11岁，琪琪的个头却只像8岁的孩子。1天前琪琪妈妈和宝贝女儿去游泳时发现琪琪的乳房开始发育了，顿时惊呆了，赶紧带着孩子来求医。迷惑地说："我跟她爸身高都不矮啊，她怎么会矮？乳房发育了，还能长高吗？"

　　医生为琪琪做了详细的检查，结合成长的历程，琪琪在妈妈子宫内就发育不好，生下来是个"小于胎龄儿"。医生有些遗憾的告诉琪琪妈，孩子是"小于胎龄儿"，这类孩子大多数在出生后到2岁之间会有生长追赶现象，达到正常儿童的身高。现在孩子已经11岁了，肥胖，进入青春期，治疗有效果但不理想。如果孩子早点就诊及时干预，现在也许就不会出现肥胖，不会为身高烦恼了。

临床调查发现，还是有很多青少年儿童的身高不尽如人意，其中10%～15%的儿童无生后追赶生长，在这些生长障碍的儿童中，随着孩子一天天地长大，身高仍比同龄人矮一大截，很多家长会补钙、锻炼、食疗、采用偏方……用尽各种方法想帮助孩子身高"蹿一蹿"，但仍有半数的小于胎龄儿最终出现成人身材矮小，成为父母与孩子一生的痛。

那小于胎龄儿该怎样做呢？

1. 及早发现，及早治疗

对孩子的身高增长而言，出生时的身高就是"起跑线"。和其他正常体重的孩子相比，小于胎龄儿的孩子出生身高就偏矮，生长也输在了"起跑线"上。

对于"小于胎龄儿"，2岁前应该出现身高的追赶生长，"及格线"是达到标准身高，否则以后与同龄人身高的差距将有可能越拉越大。而3岁以上无生长追赶的"小于胎龄儿"，则很难再获得生长追赶。

什么是追赶生长呢？如果内因和外因都稳定，人体生长发育也会比较稳

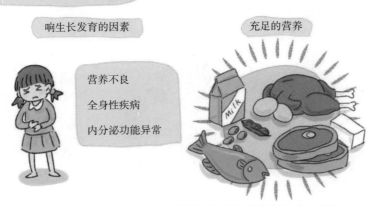

要实现追赶生长，一方面要及时消除影响生长发育的因素；另一方面要为追赶生长准备充足的营养。

定，呈现鲜明的轨迹性。但是，如果孩子们受营养不良、全身性疾病、或者内分泌功能异常等因素影响，就会出现生长发育迟缓，于是其生长发育逐渐偏离正常的轨迹。一旦这些阻碍因素得到及时纠正，儿童的生长发育会再度加速，迅速向原有的生长轨迹靠近和发展，这就是"追赶生长"。

要实现追赶生长，一方面要及时消除影响生长发育的因素；另一方面要为追赶生长准备充足的营养。大约10%的小于胎龄儿孩子到两岁仍然不能完成追赶生长，这些孩子很可能出现成年后身材矮小的状况。因此，对于孩子足月出生时体重低于2.5千克的家长应特别关注孩子身高发育，摒弃"孩子发育晚，等到青春期还能长"的侥幸心态，一旦发现两岁时男孩身高低于81.6厘米，女孩身高低于80.5厘米，家长就应带孩子尽早就医，一经确诊，即可开始治疗。

2. 科学生活方式

（1）合理饮食：要给孩子定时定量的进餐，食物品种丰富。多吃些高蛋白食物，如豆类制品、蛋、鱼虾、奶类、瘦肉等动物性食物，以及富含维生素C和维生素A以及钙等无机盐的蔬菜、水果等。避免高脂肪、甜食、辛辣刺激、口味厚重的食物。避免发生肥胖、高血压、糖尿病等。

（2）健康睡眠：晚上9点之前睡觉。

（3）运动：多做伸展性的运动，如跳绳、游泳、篮球等。

2. 科学生活方式

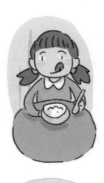 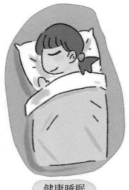 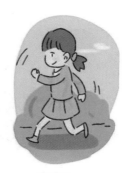

合理饮食 　　　　 健康睡眠 　　　　 多运动

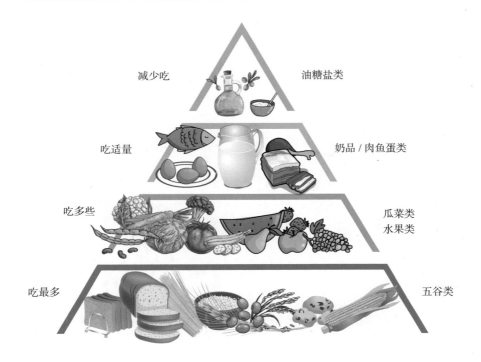

减少吃　油糖盐类

吃适量　奶品／肉鱼蛋类

吃多些　瓜菜类
　　　　水果类

吃最多　五谷类

3. 应用生长激素

生长激素是脑垂体分泌一种使儿童长高的激素，它主要通过刺激肝脏分泌胰岛素样生长因子-1（IGF-1）作用于骨和软骨引起身高增长，同时能够促进人体蛋白质合成，促进脂肪分解，调节体内水盐平衡，以保证人体生长的需要。生长激素在人的一生中都可产生，在人体骨骺愈合、停止身高增长后仍具有重要的生理和代谢作用。生长激素治疗"小于胎龄儿"目前已得到了较广泛的使用，并取得了较满意的效果。国外的研究结果证实，合理使用rhGH治疗可有效地改善SGA矮小儿童最终成人身高；改善的脂代谢，减少成年后患高脂血症、冠心病的发生。可以促进这类孩子的脑功能发育，改善智力，使人身材匀称。2001年7月，美国食品药品监督管理局（FDA）批准重组人生长激素（rhGH）用于2岁时未达到正常身高的SGA矮小儿童的促生长治疗。其目的是：在儿童早期诱导生长追赶现象的发生；在儿童后期保持正常的生长发育；提高成年后的身高，使其达到正常成人的身高水平。

3. 应用生长激素

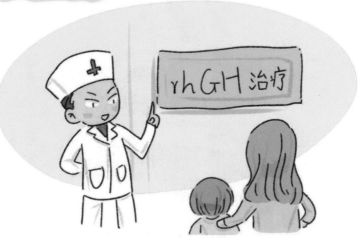

国外的研究结果证实，合理使用 rhGH 治疗可有效地改善小于胎龄儿矮小儿童最终成人身高。

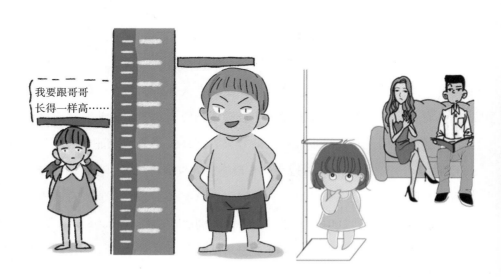

生长激素治疗效果取决于治疗起始时间，年龄越小，效果越好。足剂量，足疗程，可以使该类矮小患儿达正常身高，并使终身高超过预期身高，提高生活质量。治疗中，应定期随访监测相关生化指标及生长指标，保证治疗效果。

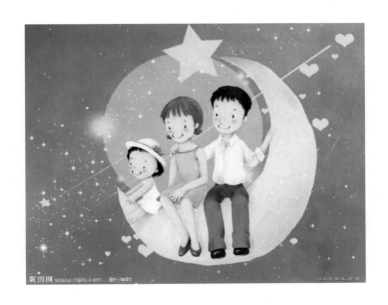

除了身高外，小于胎龄儿孩子在成年以后还容易受到糖尿病等疾病的困扰。众所周知，糖尿病目前已成为世界上发病最为广泛的流行病之一，血糖控制不佳可以引起各种并发症，使糖尿病成为"甜蜜的杀手"。葡萄糖是人体内主要的能量供应来源，但是如果葡萄糖摄入过多，但是却不能正常被利用，就有可能导致高血糖，引起糖尿病。

小于胎龄儿的孩子在妈妈子宫里就没有得到充足的营养，他们体内有这种"饥饿"的记忆。等到这些孩子长大成人甚至慢慢老去，这些早期的记忆依然延续。老年以后，这些曾经是小于胎龄儿的身体仍然尽量在保存物质和能量，而消耗物质和能量的速度却随着年龄减弱，这就出现了葡萄糖在体内的堆积，而引起糖尿病。葡萄糖在体内堆积多了容易患糖尿病；水和盐在体内堆积多了，容易患高血压；脂肪在体内堆积多了，容易引起肥胖；脂蛋白在体内堆积多了，就会出现高脂血症。所以小于胎龄儿的孩子在成年以后，除了患糖尿病外，还容易罹患各种老年病。

对于小于胎龄儿的家长应该认识到小于胎龄儿的特殊性，学会喂养、关心、照顾这些特殊的"小"孩子，使其尽早就医，更好地帮助孩子成长；而对于曾是小于胎龄儿的老人，则更应注意各种老年病的发生。

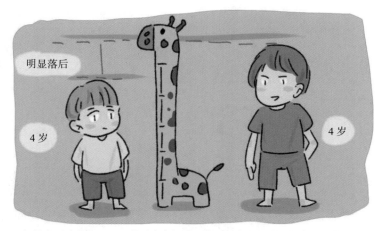

如果小于胎龄儿宝宝 4 岁时身高仍明显落后，应去医院进行专业评估。

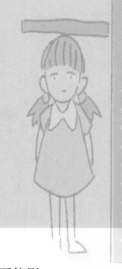

孩子的出生体重是越重越好吗?

刘慧婷（北京协和医院）

你生下来的时候多少千克？快回忆一下，因为科学家说出生体重可能影响你的智商高低、身材胖瘦，甚至可以影响你一生的健康——比如说，你将来是不是更容易得糖尿病、高血压、呼吸疾病、精神疾病……甚至是癌症。别以为我"忽悠"你，这是有研究证据的。足月的小宝宝刚生下来时，体重在2.5～4.0千克的范围内比较合适，如果你还不到2.5千克，就是低体重儿，如果超过了4.0千克，就是巨大儿啦。

孩子的出生体重会产生什么影响？

出生体重会影响人的一生

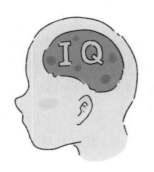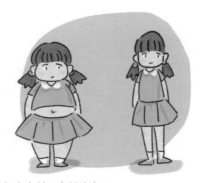

可能影响智商高低、身材胖瘦。

53

出生时体重越重智商越高？

英国医学研究协会理查斯博士领导了一项研究，对3900名1946年出生的人进行追踪调查，结果显示出生体重与智力成正比，也就是说生下来的时候越重，长大以后越聪明，如果是低体重儿，认知功能则可能受到影响。至于原因，科学家们还不是很清楚，目前认为可能是大宝宝的脑容量比较大，或是脑中的连结比较多。

不过，科学家也说了，不能完全"以体重论英雄"，影响人智力的因素很多，出生体重只是其中之一，其他的比如生活的空间很狭小，空气污染很严重，甚至爸妈经常爆发"离婚大战"等都会影响宝宝的智力发育。

如果你是瘦子……

如果你生下来的时候瘦小枯干，别以为长大后能继续做个骨感美人，结局也许完全相反——低体重儿成年后更容易变成胖子。

北京协和医院内分泌科潘慧教授指出，宫内发育迟缓的孩子，在妈妈子宫里时为了满足能量需要，只能拼命摄取营养，他小小的身体也给自己设置了符合当时情况的代谢水平——比如更容易吸收、更容易储存、不容易流失。当这个孩子出生后，营养情况发生了变化，但体内原定的程序并没有改变，造成了他之后的代谢异常。所以低体重儿成年后往往更容易肥胖，也更容易患上各种代谢性疾病。

代谢水平已经是先天的弱势了，偏偏低体重儿很容易在出生后被家长火速"催肥"，其实这样危害更大，被"催肥"的孩子将来患糖尿病、冠心病等的概率更大。

不过，低体重儿易发胖，巨大儿长大后也容易出现问题。目前有研究显示，出生体重过大，将来成年后出现肥胖和患糖尿病等代谢性疾病的风险也比较大。

如果你是矮个子……

虽然"将来是个胖子"的事实已经让人很绝望了，但很可能长大后不只是胖，还又矮又胖。潘慧教授指出，体重偏低的新生儿，大概有1/4将来身高达不到应有水平。除了先天不足外，低体重儿出生后更容易出现胃口差，生活习惯不好，经常生病等，所以最终的身高更容易矮小。

那剩下的3/4呢？其实，很多低体重儿出生后会实现追赶生长，如果两岁前能够达到正常水平，将来就不会是小个子。

出生体重与患病风险

"成年疾病的胎儿起源"在国外已经有了大量的科学研究，在国内，首都儿科研究所对1948～1954年在北京协和医院出生的人也进行了该项研究，结论是一致的，即出生体重确实可以影响成年后多种疾病的患病风险，胚胎发育时期的不良影响可以持续终生。

冠心病：低体重儿更容易患冠心病。研究显示，出生体重2.5千克以下与3.0千克以上的人群相比，冠心病的发生概率从11%下降到了3%。

高血压：多国研究都证实，出生体重与儿童及成年人的血压呈反比，出生体重过低的人成年后血压会更高，而这部分人群中后期出现追赶生长的人，成年后血压升高更严重。

糖尿病：国外研究证实，出生体重为5.5磅（约2.5千克）的人比9.5磅（约4.3千克）的人患2型糖尿病的概率高3倍，但低体重儿与体重大于4.5千克的巨大儿患2型糖尿病的风险都会增加。

呼吸系统疾病：宫内生长限制和低出生体重与肺的发育及功能改变有密切联系，包括呼吸窘迫的风险增加、呼吸道功能削弱等。这样的儿童更易患哮喘等疾病。

甚至可以影响你一生的健康——

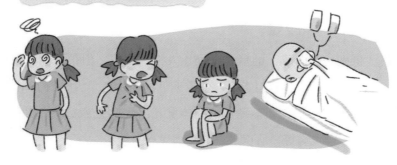

比如说，你将来是不是更容易得糖尿病、高血压、呼吸疾病、精神疾病等疾病，甚至是癌症。

免疫功能低下：研究证实，宫内营养不良会影响免疫系统发育，低出生体重的婴儿常伴有免疫系统疾病。

乳腺癌：出生体重越低，得乳腺癌的风险越小。研究发现出生体重2.5千克以下的女性比出生体重4.0千克以上的女性患乳腺癌的风险低50%，终于有一项低体重儿的优势了。

睾丸癌：瑞典研究显示，不管是低体重儿还是巨大儿，患睾丸癌风险都会增大。

肝母细胞瘤：低出生体重的婴儿有着明显的高患病率，比正常出生体重的人群高了15倍。

精神疾病：宫内营养不良会影响到中枢神经系统的发育。有研究指出，低出生体重与精神分裂症和男性抑郁症的发生密切相关。

矮小症会发"呆"吗?

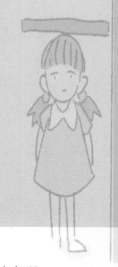

宋晗旭(济宁医学院附属医院)

李晓丽(山西大医院内分泌科)

现如今很多家长有这样的疑问,就像图中两位小朋友一样,共同点都是身材矮小,那为什么我家孩子"发呆"而他家孩子不"发呆"呢?下面就由我来为大家解开这个疑惑,让孩子矮小到底会不会"发呆"不再成为困扰家长朋友们的一大难题。

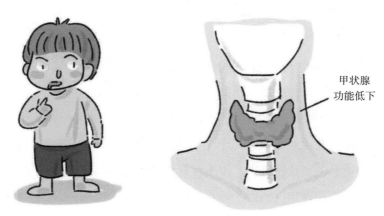

矮小症会发"呆"吗?

甲状腺功能低下

呆小症属于矮小症,主要是由于甲状腺功能低下导致的,会使患儿智力低下。

57

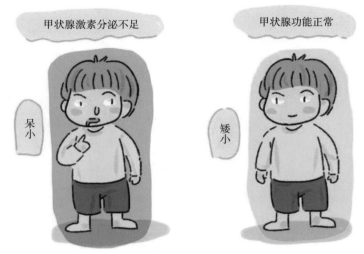

甲状腺激素分泌不足　　　　甲状腺功能正常

呆小　　　　矮小

但矮小并非一定呆小，经过检查明明的甲状腺功能是正常的，所以不属于呆小症。

下面我们先来看一个病例。

明明（化名）是一位15岁的少年，正处在身体发育的黄金时期，可明明的爸爸妈妈发现，他自12岁起身高较同龄、同性别的儿童矮，起初未曾在意，后来看着别人家的孩子一天天长高，明明的爸爸妈妈产生疑问：为什么我家孩子一直没有再长呢？带着这样的疑问，明明的父母决定带着孩子来医院检查。医生检查发现，明明身高148.1厘米，低于同年龄同性别儿童身高的第3百分位数，医生告诉明明的父母，孩子得的是矮小症。明明的父母一听，非常担心，不知如何是好。

首先为大家简单介绍一下到底什么是矮小症。

一般来说，儿童身高低于同种族同年龄同性别儿童的第3百分位数，每年生长速度小于4厘米，即诊断为矮小症。根据其病因主要可以分为以下几类：内分泌性矮小、骨疾病性矮小、营养代谢性障碍矮小、精神社会性矮小、伴染色体异常矮小、家族性矮小、体质性青春期延迟症等。

明明的家长在得知孩子得了矮小症后产生了一些疑问：

1. 我家孩子的这个病严重不严重啊？

2. 听人家说，矮的孩子会"变呆"，我家孩子会"变呆"吗？

3．我家孩子这个病有办法治吗？

接下来我们看一下经过医院的相关检查后得出的结论：经过医院相关检查后发现，明明的多数检查均在正常范围内，但是生长激素水平较低，通过进一步检查确诊明明为生长激素缺乏性矮小症。

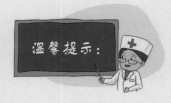

温馨提示：

1．此类矮小症主要是由于生长激素缺乏导致的，颅脑磁共振（MRI）对判断疾病的严重程度具有重要意义。

2．呆小症属于矮小症，主要是由于甲状腺功能低下导致的，会使患儿智力低下，但矮小并非一定呆小，经过检查明明的甲状腺功能是正常的，所以智力不会受到影响。

3．像明明这种情况的孩子，可通过注射生长激素进行治疗，临床有显著效果。

专家建议，家长若发现孩子身高明显低于其他同龄儿童，一定要及早到正规医院找专科医生进行咨询检查，不可乱用各种增高药物，也不能一味等待。因为孩子年龄越小，生长潜力及空间越大，对治疗反应敏感，效果越好。同时，年龄越小，体重越轻，用药剂量越小，所花费用也越少。如补充甲状腺激素、使用生长激素、雌孕激素替代治疗等，用药剂量和体重成正比。一个体重15千克的患儿治疗一年花费1万～2万元，40千克的患者则要花费3万～6万元，且效果不如前者。

呆小症是属于矮小症中的一种类型，但矮小症并不一定都是呆小症，两者千万不能混淆。孩子矮小不一定会出现智力低下，具体应该去医院专科门诊做相应检查后才能确定。每个孩子的健康成长是我们义不容辞的责任，祝愿天下的孩子都能够健康快乐成长。

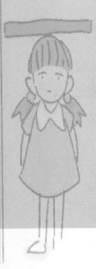

先天性心脏病是否会影响到身高发育?

张荣华（北京协和医院）

小W的妈妈近几年有一个很大的烦恼，随着年龄增长，小W总是比同龄孩子长得慢……今天，她来到了小张大夫的诊室。

妈妈：大夫，我的孩子上小学3年级了，几年前我就发现他比同龄孩子长得慢：个子矮一大截，体重也长不起来，做了好多检查，都没有查出什么问题，我真是愁坏了。

大夫：孩子体力怎么样？

妈妈：体力很差呀，上体育课明显跟不上，一活动就大喘气。

大夫：那孩子抵抗力怎么样呢？

妈妈：我还没来得及跟你说呢。孩子抵抗力太弱了，经常感冒，而且感冒了还不容易好，拖拖拉拉好长时间。

大夫：恩，孩子长得慢，体力、抵抗力也很差。你说做了很多检查，都做过什么检查呀？

妈妈：我从网上查，也从别人那打听，听说长得慢可能是缺激素或者微量元素什么的，我就带他去医院查了，这些都正常，平常吃的也很好。

大夫：把孩子叫过来，我给他检查一下。

（听诊）

大夫：你这个孩子呀，长得慢，抵抗力差，可能是"心病"。

妈妈：不可能吧。我家孩子不愁吃穿，学习上我们也不给他压力，整天乐呵乐呵的，没觉得有啥心事啊。

大夫：我说的"心病"不是指精神心理方面的，而是器质性的，指"先天性心血管畸形"，俗称"先天性心脏病"。我刚才听了一下，心脏有杂音，可以初步判断心脏是有问题的。

妈妈：心脏病？长得慢会跟心脏有关系吗？

大夫：先天性心脏病患儿，轻的可以没有任何表现，重的会有活动后呼吸困难，口唇发紫。年长一些的小孩子会有生长发育迟缓的表现。有研究发现，先天性心脏病患者中身高生长水平低下者占60.33%，体重低下者占67.32%。

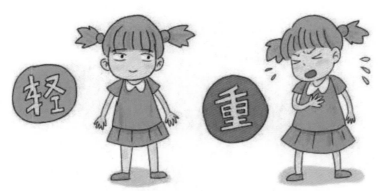

先天性心脏病是否会影响到身高？

先天性心脏病患儿，轻症者可以没有任何表现，重症者会有活动后呼吸困难，口唇发紫。

妈妈：哦，这样啊。那怎么确定我孩子到底有没有这个病啊？

大夫：你带孩子去做个超声心动图吧，也就是心脏彩超。可以明确孩子到底有没有先天性心脏病，是哪种心脏病以及严重程度。

妈妈：好的。

（检查结束拿回报告单）

大夫：从超声检查结果来看，你的孩子确实有先天性心脏病。而且是最常见的一种，室间隔缺损，简称"VSD"。简单解释一下，正常心脏两个心室之间是不相通的，中间有堵"墙"，叫室间隔，这两个屋子里的血各走各的。室间隔缺损呢，就是这堵墙上有个洞，现在两个屋子通了，然后左边的血有一部分就跑到右边去了。血流通过这个洞的时候，会产生一个声音，也就是我说的"心脏杂音"。

妈妈：那为什么会长得慢，抵抗力差呢？

大夫：左心室的血一部分通过缺损到了右边，右心室的血要进入肺，这样进入肺的血就增多了，肺血增多，孩子就容易得上呼吸道感染，也就是感冒，而且不容易好，反复发生。左心室的血少了，进入全身各器官组织的血就少，就会影响孩子的生长发育，加之孩子经常生病，生长速度就明显低于同龄孩子了。

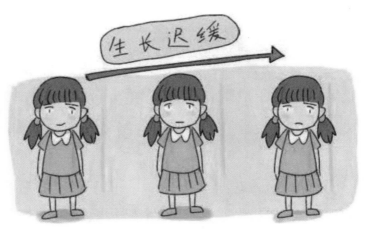

年长一些的小孩子会有生长发育迟缓的表现。

妈妈：哦，原来是这样啊。那我的孩子严重吗？要怎么治疗呢？

大夫：严重程度跟缺损的位置及大小有关。2岁以前发现小的缺损（0.5厘米以下）可以不必急着治疗，有40%可以自己愈合；两岁以后基本没有愈合的可能了。一部分可以行介入手术治疗，一部分可以行外科治疗。你这个孩子缺损不是很大，可以行介入手术治疗。

妈妈：太好了！谢谢你，大夫！应该早点找你看的。之前从来没考虑过长得慢跟心脏有关系。

大夫：先天性心脏病的患病率约为8‰，是影响儿童身心健康的主要疾病之一。随着环境的改变，先天性心脏病的发病率越来越高。如果孩子长得慢、体质弱、抵抗力差，一定要考虑到先天性心脏病的可能。心脏听诊可以筛查部分先天性心脏病，但有一定漏诊率，因为有些先天性心脏病并没有明显的心脏杂音。超声心动图则是比较好的筛查方法，可以比较准确的反映是否有先天性心脏病，而且对身体没有危害。

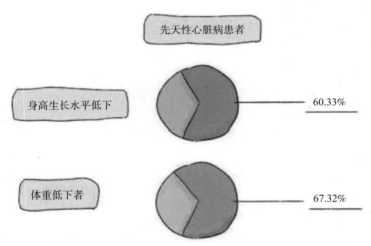

有研究发现，先天性心脏病患者中身高生长水平低下者占60.33%，体重低下者占67.32%。

随着环境的改变，先天性心脏病的发病率越来越高。

妈妈：原来如此，要是早点去做个心脏超声就好啦！

大夫：所以，儿童身体素质差，总是爱生病，个子长不高，除了营养问题，还要想到先天性的疾病，尤其是心脏病，通过检查，早发现，早治疗，还给孩子一个健康强壮的身体。

妈妈：哦哦，我知道了，真是太感谢您了！我现在知道啦，孩子长得慢，"心病"不可忽视！

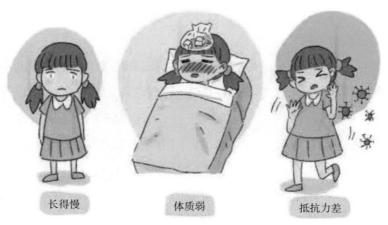

长得慢　　　　　　体质弱　　　　　　抵抗力差

如果孩子长得慢、体质弱、抵抗力差，一定要考虑到先天性心脏病的可能。

孩子哮喘，是否会影响到身高发育？

宁冬平（河北北方学院）

哮喘是由多种炎性细胞和细胞组分共同参与的气道慢性炎症，是儿童期常见的慢性炎症性肺部疾病。过敏性气道炎症是过敏性哮喘的重要病理基础，因而要使哮喘得到良好控制首先必须控制这种慢性炎症状态。糖皮质激素是控制过敏性气道炎症最有效的药物。吸入性糖皮质激素（inhaled corticosteroid，ICS）目前已成为哮喘控制治疗的基石，是长期治疗持续性哮喘的首选药物。

哮喘本身可影响儿童身高，1940年国外学者已有哮喘儿童生长延迟的报道。哮喘控制不良尤其是重度哮喘会导致生长速度减缓，影响儿童身高生长及成人后的最终身高。哮喘影响身高的原因有食物摄入不足，营养不良；哮喘夜间频繁发作影响睡眠质量及生长激素分泌，正常运动及体育锻炼受限，长期的心理压力导致孩子焦虑、自卑等。

哮喘治疗药物也可对身高产生影响，包括全身用糖皮质激素及吸入性糖皮质激素。糖皮质激素又称肾上腺皮质激素，是由肾上腺皮质分泌的一类甾体激素，也可由化学方法人工合成。它具有调节糖、脂肪和蛋白质的生物合成和代谢的作用，还具有抑制免疫应答、抗炎、抗毒、抗休克作用。此类激素因具有较强的抗炎抗变态反应作用而广泛应用于哮喘的临床治疗中。全身性糖皮质激素可缓解哮喘症状，但不良反应较多，如身高生长延迟、肾上腺功能抑制、体重增加、糖尿病、高血压、免疫抑制、骨质疏松、精神症状等。

孩子哮喘，是否会影响到身高发育？

糖皮质激素

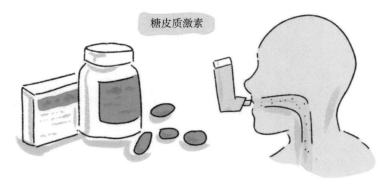

哮喘治疗药物包括全身用糖皮质激素及吸入性糖皮质激素。

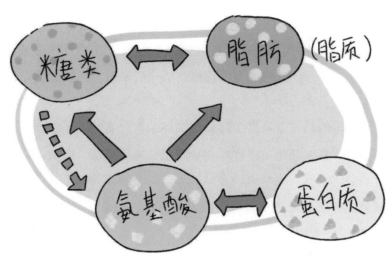

它具有调节糖、脂肪和蛋白质的生物合成和代谢的作用。

　　长期大量使用全身用糖皮质激素治疗的哮喘患儿可出现生长迟缓。糖皮质激素主要通过增强下丘脑生长抑素水平，下调肝和软骨生长板生长激素受体表达，抑制胰岛素样生长因子1（IGF-1）生物活性和成骨细胞活性，促进软骨细胞凋亡，抑制骨胶原合成，促进肾上腺雄激素生成等途径抑制线性生长。糖皮质激素对身高的影响与药物种类相关，长效糖皮质激素对生长抑制更为显著且与用药的剂量、频次、暴露时长呈正相关（地塞米松＞泼尼松＞氢化可的松）。但哮喘患儿一般仅在哮喘急性发作时短期使用全身糖皮质激素用以快速控制症状，一般在1周以内，不会对身高造成显著影响。

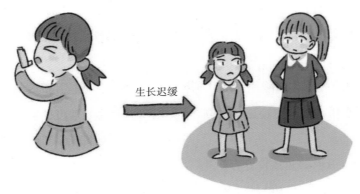

长期大量使用全身用糖皮质激素治疗的哮喘患儿可出现生长迟缓。

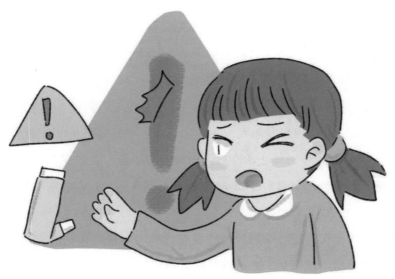

但哮喘患儿一般仅在哮喘急性发作时短期使用全身糖皮质激素以快速控制症状，一般在1周以内，不会对身高造成显著影响。

吸入性糖皮质激素（ICS）因不良反应较少，广泛用于哮喘儿童，ICS目前已成为哮喘控制治疗的基础药物。ICS通过吸气进入呼吸道，被呼吸道黏膜吸收，直接作用于支气管而起效。在吸入时较多ICS沉积在口咽部并随吞咽进入消化道，这部分经消化道吸收的ICS首先会经门静脉进入肝脏，绝大部分被肝脏代谢，真正进入循环到达全身的比例极为微量，基本不产生不良反应。ICS是哮喘治疗史上的重大使用突破，为哮喘治疗提供安全药效的治疗方法。

ICS可引起儿童生长减速、骨质疏松风险增高，长期应用ICS的儿童还可发生肾上腺皮质功能减退症影响身高。ICS对身高及生长速度的影响与用药时年龄、药物剂量、治疗时间相关，不同年龄的儿童对ICS致生长抑制的敏感性不同，4～10岁的儿童较青春期儿童生长抑制更明显，ICS所致生长抑制呈剂量依赖性，在治疗最初1～2年更显著，随着治疗时间的延长ICS的生长抑制作用逐渐削弱。停用ICS后，部分患儿可出现追赶生长。ICS对成年身高的总体影响较小，使用ICS的哮喘儿童可达到正常的成人身高。2014年发表在《科克伦系统评价数据库》（*Cochrane Database of Systematic Reviews*）上的一项系统评价和荟萃分析显示，纳入多中心大样本25项平行随机对照试验，共8471例轻至中度持续性哮喘儿童，年龄均小于＜18岁，分为ICS治疗组和对照组，治疗组每日使用低中剂量ICS治疗3个月以上，随访3个月到6年，在治疗的第1年生长抑制程度最大，线性生长速度平均降低0.48厘米/年，身高平均降低0.61厘米/年；停止治疗后可出现追赶生长；成年期终身高随访发现使用布地奈德400微克/日、平均4.3年的青春期前患儿与安慰剂组相比，成人身高平均降低1.20厘米。

综上所述，支气管哮喘频繁发作及重症哮喘对身高生长的抑制远远大于治疗药物，相反，使用ICS使哮喘得到良好控制反而会改善上述情况，促进儿童正常生长发育。专家建议，在哮喘控制良好的基础上选择能够控制哮喘症状的最小ICS剂量，可以将ICS对身高的影响降至最低限度。ICS治疗仍是目前儿童哮喘最有效安全的治疗方法。

另外，家长平时要培养孩子健康的生活方式，积极阳光的心态。让孩子进行适当运动锻炼，运动以跳绳、快走、慢跑为主，要多晒太阳，多做户外运动，增强免疫力，这样不仅可以预防哮喘频繁发作，还可以刺激骨骺生长，有助于身高增长。饮食上适当补充乳制品，营养均衡，多吃一些易消化吸收的食物，保证优质睡眠。同时，注意关注哮喘孩子的心理健康，一定要多鼓励孩子，提高战胜疾病的信心，克服孩子的焦虑、自卑等消极心理，尽量减少哮喘影响孩子长个的因素。

最后，告诉各位家长，哮喘孩子长不高？不一定！控制良好的哮喘孩子可以长高！因此，控制哮喘，哮喘孩子完全可以与正常孩子一样生长发育，拥有健康、快乐、美好的未来！

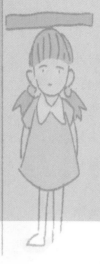

心理因素也能影响长高吗？

陈　璐（北京协和医院）

秦　萌（中国医科大学2011级）

"大夫，我们家孩子为啥比同龄孩子矮这么多呀？可急死我俩了！"只见一对父母带着一名女孩儿急匆匆地冲进门诊。父母一身外地务农打扮，大约四十多岁，操着一口浓重的乡音。小女孩七八岁的模样，却只有一米出头，身材瘦小，唯唯诺诺地躲在父母身后，一直耷拉着头。

"你们先别着急，待我给孩子做个全面的检查。"医生和蔼地说道，"小朋友，过来让我看看"。小女孩儿害怕地摇摇头，始终不肯往前挪步。女孩父亲见状顿时坐不住了，使劲向前扯着女孩儿的手，"让你过去你没有听见啊！耳朵聋了嘛！"小女孩儿被父亲突然的大声呵责吓得满脸通红，嘴唇紧咬，双手的指头来回搓个不停，被父亲扯着蹭到医生面前。

医生开始给孩子测量身高体重，这时她父亲又喋喋不休道，"哎，养个女娃真是不中用，可惜就是媳妇儿肚子不争气，生不出来个男娃子！真是懒得给她供吃供穿了！"医生听罢未作声，为小女孩查完体后，又开了几项化验检查。不一会儿，父母带着检查结果返回诊室，医生仔细看过之后，请母亲带着孩子先去诊室外等候，随后让父亲坐下谈话。

医生拿着化验单指给父亲看道："你们家孩子，生长激素水平偏低，其他检查并没有太多异常，所以根据我的经验，孩子个儿矮应该是得了我们常所说的'心理性矮小症'。"

近年来每年有110万对夫妇离婚,1991～1999年平均每年递增4.4%。家庭暴力、虐待、饮酒、抽烟、服用药物、"一家两制"、两地分居、第二职业、失业威胁、期望值高、分配不公、婚外恋、居住拥挤、缺乏必要的卫生知识、价值取向的冲撞等种种矛盾的纠葛,以及辱骂、讥讽、嘲笑、歧视等"心理暴力",使孩子感受到冲撞的痛苦,从而使其体内的生长激素分泌量减少,他们的身高比在和谐环境中得到多方关爱的孩子矮。国外学者把因为缺乏爱抚和关心而停止发育,身高进展缓慢,成为矮身材的称为"社会－心理－矮小综合征",也有称为"社会心理型侏儒"。

为什么心理因素会影响身高呢?

社会－心理－矮小综合征主要是由于下丘脑、垂体系统功能受情绪抑制,进而引起垂体的生长激素分泌减少。有些孩子除身高较矮外,尚有智力发育较迟、多饮、多食、独语、多动、人际关系不协调等异常行为。受心理因素影响的小儿一般睡眠不踏实,缺乏安全感,有时在梦中喊醒、哭醒等,这些情况会影响到睡眠质量。而儿童的生长激素只有在深睡期和熟睡期才分泌旺盛,因此说,睡眠不安、易惊醒的孩子,生长激素的分泌就有可能受到很大的抑制,这也是孩子长不高的重要原因之一。国外有研究发现,一旦这些孩子解除负面的心理因素的影响,有相当一部分孩子能够迅速的出现追赶性生长,身高可以达到正常孩子的水平。

心理因素也能影响长高吗?

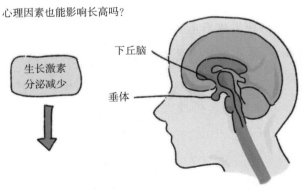

社会－心理－矮小综合征主要是由于下丘脑、垂体系统功能受情绪抑制,进而引起垂体的生长激素分泌减少。

71

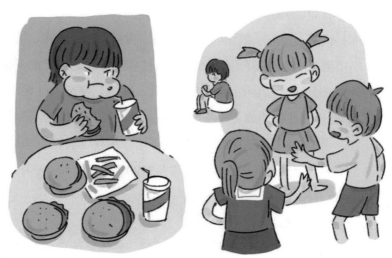

有些孩子除身高较矮外，尚有智力发育延迟、多饮、多食、独语、多动、人际关系不协调等异常行为。

哪些因素会影响儿童心理健康呢？

1. 家庭结构　家庭结构主要指家庭的人口结构。在家庭人口结构中，一个十分重要的因素就是家庭结构的健全完整程序。有人曾对1095名中小学生的家庭结构与其心理健康的关系进行调查。调查结果发现，生活在不完整家庭（双亲一方或双方由于死亡、离婚等原因而造成的一方或双方不在的家庭）里的中小学生，有心理健康问题者所占的比例为13.8％，而完整家庭中有问题孩子只占0.2％，充分说明健全完整的家庭结构对儿童的心理健康发展有着良好的作用。

2. 家庭氛围　所谓氛围，就是指人所处的环境气氛和情调，它是在某一环境中的人们相互影响、相互制约过程中形成的某种心理情绪和环境气氛。良好的家庭氛围，可使儿童活泼、开朗、大方、好学、诚实、谦逊、合群、求知好奇；相反，不良的家庭氛围，则会使孩子胆怯、自私、嫉妒、孤独、懒惰、行为放任、不讲礼貌。据英国最近公布的一项研究称，和经常打架的父母生活在一起的孩子，或来自破裂家庭的孩子，其身高极可能较矮。为评估家庭冲突所带来的不利影响，研究人员对健康问题走访报告进行了检查，发现至少有300名儿童来自家庭关系紧张、父母离异、单亲或被父母遗弃所造成的困难家庭，这类儿童占被调查总数的4.5%。研究人员分析发现，在经历过家庭冲突的儿童中，身材矮小者占31.7%，与此相比，在无此经历的儿童中身材矮小者只占20.2%。加上已知的影响生长的其他因素，如社会阶层、家庭人口数量和性别差别等，相应的差异比例只有稍微的下降。

3. 紧张和焦虑的情绪　这里我们所说的主要有两种，一种为"分离紧张感"，指一些女孩恐慌于与父母分离，如不愿去学校，不肯与父母分睡在不同房间。另一种是"长期紧张焦虑症"，表现为性情胆怯、缺乏自信、害怕别的孩子不喜欢她、担心自己做事不如别的孩子好等。至少5%的美国女孩受害于这种影响身高的紧张焦虑心理障碍。据美国纽约州心理研究所儿童心理学家丹尼尔·派思（Daniel Pieth）最近报告，整天生活在紧张焦虑情绪中的女孩比具有快乐稳定情绪的女孩子身材矮小。这项报告是对716名9～18岁孩子做9年跟踪研究而提出的。感觉紧张的女孩比感觉快乐的女孩矮5.08厘米，且有2倍以上可能性不会成为身高1.57米以上女性。

身材矮小的孩子有哪些心理问题？

由于父母溺爱、社会歧视等各种原因，身材矮小的孩子更容易出现心理问题。目前认为，矮身材青少年在认知发育、个性，自尊心、自信心及社交能力等方面可能存在问题。总体来看，矮身材青少年智商仍在正常范围，但他们与正常同龄人相比，焦虑、抑郁指数更高，在性格方面，具有内向及情绪不稳定的个性特征。研究还提示，矮身材青少年存在交往不良及社交退缩现象，这可能是因为他们外观幼稚，常受到家长过度保护及矮小导致运动受限所致。

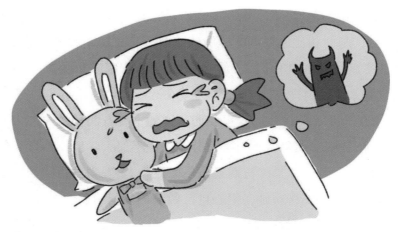

受心理因素影响的小儿一般睡眠不踏实，缺乏安全感，有时在梦中喊醒、哭醒等，这些情况会影响到睡眠质量。

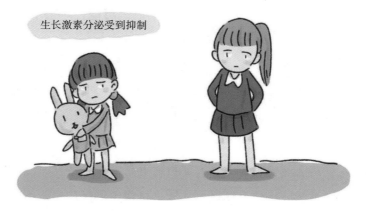

生长激素分泌受到抑制

而儿童的生长激素只有在深睡期和熟睡期才分泌旺盛，因此说，睡眠不安、易惊醒的孩子，生长激素的分泌就有可能受到很大的抑制，这也是孩子长不高的重要原因之一。

家长该如何做？

1. 构建和谐的家庭气氛

家庭成员相互尊重、理解、信任和关心是治家教子的基本条件。儿童对一种家庭气氛的心理承受力表现在他对家庭成员（主要是父母）形象的适应和接受，父母在家庭生活中扮演的角色最直接地影响着儿童的心理健康。父母乐观、镇静、愉快的情绪对孩子可以产生具大的感染力，父母应自觉克制来自各方面的烦恼、伤感和忧郁，控制自己的不良性格，以乐观向上的精神风貌让孩子感到家庭是温暖怡人的。

2. 学会尊重子女的独立人格

作为父母要有民主的行为作风，尊重自己的子女，这对子女身心的健康成长将产生极为有利的深刻影响。在家庭生活中，父母对子女既是长辈，也是教师和朋友，要学会理解和尊重子女，注意与孩子的交流和沟通，用平等的态度与孩子对话。孩子不是父母的专有产品，父母不能以"为孩子好"为由而控制孩子，和孩子谈话要建立在民主、平等的基础上。不能按家长自己的主观意志随心所欲、拔苗助长；家庭内出现矛盾和分歧时，切忌急躁、粗暴，尽可能地热心肠、冷处理，把复杂的问题简单化。

3. 不要过度保护孩子

好多家长怕孩子因为身材矮小受欺负，忽略了孩子在精神、心理上成长的强烈需求，对待他们仍像对待幼儿，每一步都牵着走，这就剥夺了让孩子成长为社会人的机会，也会使孩子感到无奈和痛苦。因此，在孩子成长过程中，要给孩子表达自己想法的机会，允许他们犯错误，不应过多地包办代替。父母应当清楚地意识到，他们的职责是使孩子成熟起来，成为健康、独立、负责任的社会人。

父亲听完医生的解释后，如梦初醒，后悔莫及，叹气道："哎，怪我怪我，原来孩子长不高有我们当父母这么大一部分原因。"

医生亲切询问道："这次您知道自己这边的问题了吧？"

父亲猛拍大腿，懊悔地说："大夫，我有时真不是不疼爱她，就是常年在外打工，根本没工夫回家陪孩子，有时心情再差点儿，还爱胡乱发脾气。这次我回去一定管住我这张嘴，改改我身上的臭毛病，多花时间好好疼我的亲闺女！"

医生微笑着说："我们最熟悉的事物，往往可能是我们最不了解的。心理性矮小症，绝不只是孩子一个人的问题，更多是为人父母要换位思考寻找自身原因。只要心理和生理指标上符合了孩子成长的需要，你的孩子自然会在心理、生理上摆脱矮小症的困扰。而有时，千百种花销上万的营养液增高剂，都不如父母对孩子多一分关心，多一丝呵护，多一点尊重。"

矮小症如何治疗？

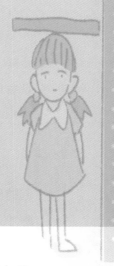

仇媛媛（德州市人民医院）
曾成桂（四川省成都市金牛区第四人民医院）
李　云（山西省运城市中心医院内分泌科）

　　一个周末，那位21岁的姐姐带着16岁的弟弟又来了，第一次就是姐姐陪他过来的，弟弟身高156厘米，面容清秀腼腆，多说两句话脸就通红，但他的胡须、喉结及声音明确地告诉人们他是个男子汉了，还记得当时看着掌骨、指骨及尺桡骨骨骺线均已闭合的骨龄片，查完体我告诉姐姐，弟弟已经错过治疗时机了，姐弟俩是忍着泪水走的。这次姐姐把我拉到偏僻处，低声说道：弟弟知道后性格更沉默了，这两个月没好好上学，也没说几句话，爸妈是农村人，不太会表达，知道结果后一直内疚没早点看，老想着男孩长个儿晚，结果耽误孩子一辈子，大夫，弟弟说他想再长一点点，说到最后，姐姐忍不住落泪了。

矮小症应该如何治疗？

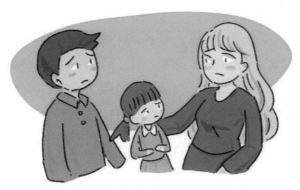

孩子确诊为矮小症，这时家长又该如何应对？

矮小症是一种疾病，查明病因对因治疗，才是根本。矮小症的病因多种多样，内分泌疾病、家族性矮小、体制性生长和发育延迟、染色体异常等，都有可能导致矮小症的发生。调查数据显示，国内约70%的家长不知道孩子矮小可能是由疾病导致，很多孩子因此错失了最佳治疗期。这很令人担忧。

如果经过医生的综合判断，孩子确诊为矮小症，这时家长又该如何应对？

其中，一部分患儿为生长激素缺乏性矮小，是由生长激素分泌不足而引起的生长障碍，也被称为"垂体性侏儒症"。对于这些孩子，应用生长激素治疗才是最有效的治疗措施。但往往很多家长一听说需应用"生长激素"治疗，便不能接受，认为"生长激素"是"激素"，小孩子怎么能用呢？

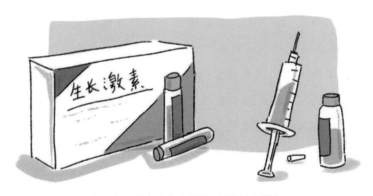

应用生长激素治疗才是最有效的治疗措施。

此"激素"非彼"激素"。家长所顾虑的"激素"一般是指糖皮质激素和性激素。糖皮质激素是由肾上腺皮质分泌的一种类固醇激素，性激素是由性腺及肾上腺皮质分泌的几种类固醇激素。而"生长激素"虽然也叫"激素"，但与上述两类"激素"完全不同。"生长激素"是脑垂体前叶分泌的一种蛋白质激素，它是调控人体从出生到成人的正常生长所必需的物质，也是唯一使骨骼线性生长的激素。作为药物使用的"生长激素"，是采用基因重组技术人工合成的，与人脑垂体产生的生长激素的化学结构完全一样。所以，适当注射"生长激素"，及时复查随访，是不会产生类似糖皮质激素或性激素的副作用。

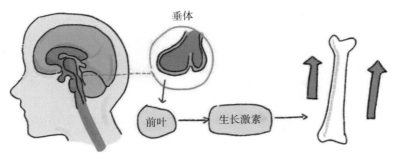

"生长激素"是脑垂体前叶分泌的一种蛋白质激素，它是调控人体正常生长所必需的物质，也是唯一使骨骼线性生长的激素。

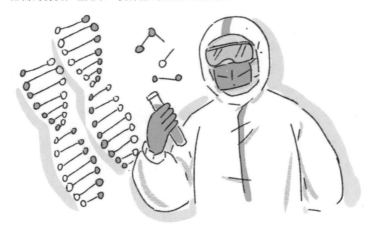

作为药物使用的"生长激素"，是采用基因重组技术人工合成的，与人脑垂体产生的生长激素的化学结构完全一样。

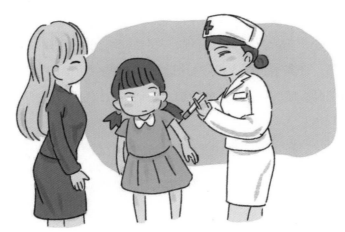

所以，适当注射"生长激素"，及时复查随访，是不会产生类似糖皮质激素或性激素的副作用。

一般情况下，4岁左右人体内生长激素、甲状腺素已基本形成，饮食、睡眠习惯逐渐形成，从身体上可以看出是否存在缺陷。这些条件对今后的生长发育都起着决定性的作用。建议家长每2～3个月给孩子量一次身高，如果生长速率过慢，就需要及时看医生了。

国内接受矮小症治疗的年龄偏大，70%的年龄段在11～16岁，如果开始治疗的年龄偏大，对成年身高贡献较小；而国外的起始治疗年龄约为6岁。早期治疗可最大限度地提高患儿的成年身高。因此，4～12岁是生长激素缺乏患儿的理想诊治年龄，错过这段时间再来进行干预，对孩子的成年终身高帮助不大。研究表明，孩子年龄越小，骨骺的软骨层增生及分化越活跃，儿童骨生长的潜力及时间空间越大，对治疗的反应越敏感，生长效果越好。而且矮小儿童年龄越小、体重越轻，所用生长激素药物剂量越小，花费越少。

值得注意的是，虽然通过医学干预可以推迟性发育进程，可以增高，但是任何医学干预都是有前提的——那就是出于医学需求而非自身需求。每个人都会经历从出生到成熟的过程，而每个人都有自己的程序控制这个过程。没有到医学上足以干预的程度那就是正常发育进程，我们需要做的事情是接受孩子或自己的发育进程和结果，也就是接受自己所出现的初潮、遗精的时间和终身高，加强自身修养（比如文化学习、兴趣培养），选择适合自己的职业和朋友（包括配偶）。

矮小症并不可怕，只要及时发现、及时诊断、及时治疗，孩子仍可以长到理想的升高。许多家长因为求好心切，轻信某些保健品的"神奇功效"，高额投入反而耽误治疗，只换来惨痛教训。还请各位家长引以为鉴。

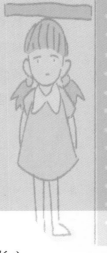

娃娃太胖，要小心"小胖威利综合征"

李玉倩（河北医科大学第二医院）

宝宝挑食、不爱吃饭、体重偏轻，愁坏了我们的爸爸妈妈，很多家长心急如焚地带着孩子看了好多次医生，生怕孩子营养不良或者有什么潜在疾病。

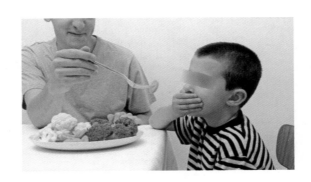

而有的宝宝则很乖，吃饭自己吃，不挑食，宝宝长得肉嘟嘟的很可爱，用咱们的流行语说就是长得"萌萌哒"，家长乐开了花，逢人便夸"我们宝宝小时候可难喂了，你看现在都不用我们管，可算是熬出头了"，而邻居们也觉得"能吃是福"。

挑食的宝宝经过爸爸妈妈的不懈努力，体重、身高都慢慢实现了追赶，而不挑食宝宝则无法控制自己的食欲，

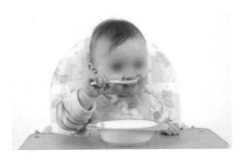

甚至到了偷吃的地步，越来越胖，甚至生活不能自理。家长四处求医，最终被告知孩子是患了"小胖威利综合征"，需要终生用药和管理。如此戏剧性的转变不是说故事，而是真实地发生在我们身边。那么，"小胖威利综合征"到底是什么病呢？

什么是"小胖威利综合征"

"小胖威利综合征"又称肌张力低下-智能障碍-性腺发育滞后-肥胖综合征、普拉德-威利综合征、Prader-Willi综合征（PWS），主要表现为肥胖、肌张力低下、智力发育落后、性发育滞后等，国外发病率1/10000 ～ 1/30000，国内缺乏发病率数据。

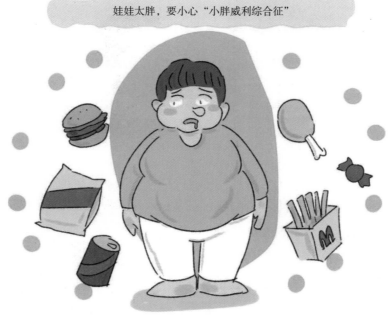

娃娃太胖，要小心"小胖威利综合征"

"小胖威利综合征"又称肌张力低下 - 智能障碍 - 性腺发育滞后 - 肥胖综合征、普拉德 - 威利综合征、Prade-Willi 综合征（PWS）。

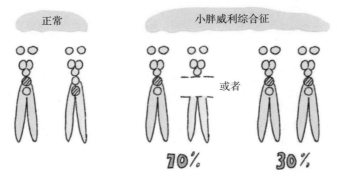

正常　　　小胖威利综合征

或者

70%　　　**30%**

主要表现为肥胖、肌张力低下、智力发育落后、性发育滞后等，国外发病率 1/10000 ～ 1/30000，国内缺乏发病率数据。

1. 病因

PWS 是由于父源染色体 15q11-13 区域印记基因功能缺陷所致。主要遗传类型包括以下三种。

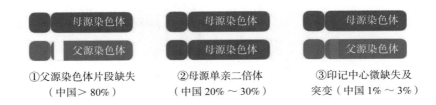

①父源染色体片段缺失　②母源单亲二倍体　③印记中心微缺失及
（中国＞ 80%）　　　（中国 20% ～ 30%）　突变（中国 1% ～ 3%）

还有更为少见的平衡易位或异常所致者。

2. 临床表现

见下表。

表1 PWS患儿不同时期临床表现

年龄	体貌体征	肌力和肌张力	神经精神发育	性腺发育	其他
胎儿期~3岁[3, 5-7, 12]	出生时可不明显，随年龄增长特征性面容渐典型，包括：长颅、窄面、杏仁眼、小嘴、薄上唇、嘴角向下；与家庭成员相比皮肤白皙	胎儿期胎动少，出生时多为臀位产；新生儿期中枢性肌张力低下（松软儿），活动少，吸吮无力	早期即可出现运动/语言发育落后	外生殖器发育不良，在新生儿期即明显并伴随一生：男婴阴囊发育不全、隐睾、小阴茎，女婴阴唇、阴蒂缺如或严重发育不良等	新生儿期生长缓慢或停滞
~10岁[3, 7]	小手/小足，手细长伴尺侧缘弧度缺失，手背肿胀、手指呈锥形；40%～100%患儿因生长激素缺乏导致身材矮小；因过度摄食出现超重或肥胖	肌张力低下随年龄增长不断改善但通常低于同龄正常儿童	6岁前认知、运动及语言发育落后明显，IQ低于70，构音障碍常见；学龄期可有严重的学习困难及系列行为问题，如固执、抓挠皮肤和脾气暴躁等	15%～20%的患儿可发生肾上腺皮质功能初现（阴毛、腋毛生长等），偶有发生性早熟者	过分贪食可引起胃穿孔；出现肥胖相关并发症，成为死亡的主要原因
~18岁[3, 7]	肥胖体形更显著	肌张力低下随年龄增长而改善但通常低于同龄正常儿童	行为问题随年龄增长日趋明显，可出现偷窃、囤积食物或异常摄食行为	青春期发育延迟、不完全	缺乏青春期生长突增
成人期[3, 6-7]	身材矮小，未予GH干预者的平均身高为男性155cm，女性148cm	仍有轻度肌张力低下伴肌肉容积和肌张力减低	10%～20%的年轻成年患者可有明显的精神病样症状；老年患者行为问题明显减少	性腺机能减退表现如不孕不育、原发性闭经、月经稀发等	

咱们还是看图说话比较直观：

小手、小脚，皮肤白皙、性腺发育不良、早期喂养困难，后出现无法遏制的食欲、肥胖，甚至有的孩子有异食癖，这些是最典型的特征，后期可出现多种并发症。

面容：长颅、窄面、杏仁眼、薄上唇、小嘴。

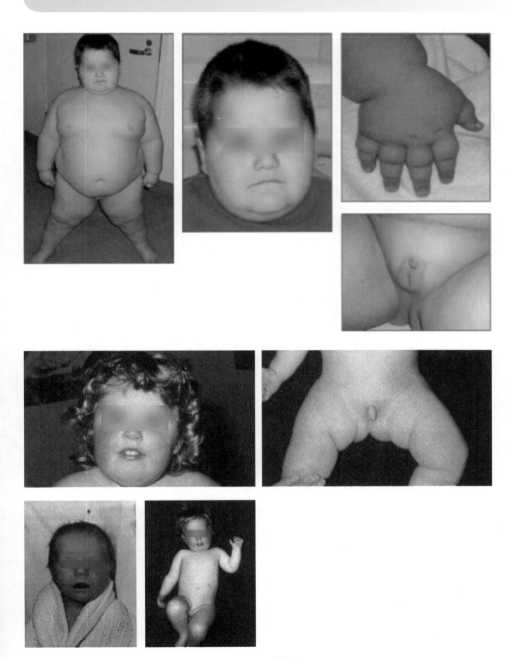

Prader-Willi表现

3. 诊断

PWS临床诊断主要依靠典型临床表现；确诊则需要进行基因检测。

4. 鉴别诊断

婴儿期的肌张力低下需要鉴别：HIE、天使综合征、脊髓萎缩症等。

肥胖相关的疾病：单纯性肥胖、代谢综合征等。

5. 治疗

PWS患儿40%～100%存在生长激素（GH）缺乏，建议在婴幼儿早期、肥胖发生前（2岁前）开始GH的治疗，早期的应用不仅有助于身高的增长，对于肌肉发育、肌力及改善摄食能力、早期纠正代谢紊乱的情况都有好处，甚至有研究显示早期（3～6个月）开始GH治疗还可以改善患儿精神运动发育。所以我们建议在没有禁忌症情况下尽早应用生长激素。

PWS为累及多系统的综合征，性腺发育不良、肥胖、2型糖尿病、睡眠呼吸暂停、脊柱侧弯等，需进行对症治疗。

6. 随访

PWS为全身、多系统的疾病，需进行长期的随访。随访内容包括体格发育、营养状况、青春发育、神经精神状况等的评估，也包括血生化指标、骨龄、骨密度、脊柱X线片等的监测。

7. 遗传咨询

很多家长一听是遗传病，就觉得是自己的问题，对孩子心怀愧疚。其实大部分PWS患儿为散发，也就是说父母基因都是正常的，但孩子基因突变，患上这个病，这种情况下再发的概率微乎其微。但部分印记中心异常的再发风险可高达50%，需结合基因类型具体分析，建议进行临床咨询。

PWS患儿极少有生育者，建议有生育需求时进行咨询。理论上女性缺失型患者的子代有50%发生Angelman综合征的风险，而男性缺失型患者的子代有50%发生PWS的风险。有生育需求时，可以在孕16～20周通过羊水脱落细胞的DNA甲基化分析行产前诊断。

每一个孩子都是爸爸、妈妈的心肝宝贝，父母在疼爱孩子的同时，也要关注孩子各方面的发育状况，及时发现孩子异样发育情况，积极咨询，让每位宝宝都能健康快乐成长。

患有特纳综合征的孩子如何正常成长？

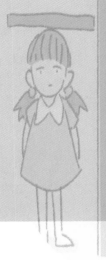

辛亚男（包头市第四医院）

李　绚（中日友好医院）

在世界上，在我们身边，有一群长不大的小女孩。她们往往在婴幼儿阶段和普通小女孩长得差不多，随着年龄的增长，身高却越长越慢。青春期到了，却不会像正常小女孩一样出现身高猛长，也不会出现乳房发育和月经初潮。她们长不大，长不成一个充满女性特征的成熟女人。

面对这样的情况，家长不知道怎么办，内心焦虑不安却又束手无策。这个特殊群体就是特纳综合征患者。特纳综合征，又叫做先天性卵巢发育不全综合征，是由于患者缺少一条X染色体或X染色体结构异常导致的以身材矮小和卵巢发育不全为特征的疾病，是最常见的人类染色体异常疾病，也是目前人类唯一能存活的单体综合征。因缺少一条性染色体X，胚胎不易存活，易发生流产，在活产女婴中发病率很低，为1/2500～1/2000。

身材矮小为本病最恒定的特征。大多数患儿最初只表现为生长落后，不易引起家长的注意和重视。但因本病有着严重的危害，所以这里也介绍一下患病女孩的外观特征：

1. 身材矮小，典型的特纳综合征患者出生时就有身高和体重的发育落后。儿童期和青少年期生长发育落后，成年期身高为135～140厘米。一般比遗传身高低20厘米左右。

2. 指、趾背部水肿，为胎儿期淋巴水肿的残迹，部分孩子会出现颈后皮肤过度折叠。

3．眼睑下垂高腭弓、小颌、低位耳、颈蹼及后发际低、盾状胸、肘外翻，黑色素痣，两乳头距离增宽等。

特纳综合征其他症状体征包括：

1．多数患者智力正常，部分智力低下，通常显幼稚、温顺，容易相处。

2．卵巢发育不全、原发闭经，性器官幼稚型。子宫及输卵管小，卵巢呈条索状，卵母细胞和囊状卵泡常缺如，原发性闭经、不育，阴毛稀少、阴道黏膜薄，无分泌物。

3．部分患者心脏发育畸形，以主动脉狭窄为多见，少数可有主动脉瓣二叶型改变。

4．肾脏畸形，少数患者可出现马蹄肾。且发生高血压和泌尿系统感染的发病率增高。

5．该病患者慢性中耳炎发生率增高。

6．部分患者出现骨骼异常，如肘外翻、膝外翻、短第四掌骨、先天性髋关节发育不良和脊柱侧凸、后凸发生风险增高。

患儿往往在生命早期没有明显的病征，部分可出现特殊体征，如手足淋巴水肿、颈蹼、后发际低、盾状胸、肘外翻等，但是这些特殊体征往往很难被家长所察觉。随着年龄的增长，幼年时开始出现生长迟缓。这可能是很多特纳综合征的患儿在青春期之前的唯一临床表现，最终未经治疗的患儿成年身高较女性人群平均低20厘米左右。青春期开始出现生殖功能异常，如原发性闭经、第二性征及内外生殖器官发育不全、无生殖能力等，此外还常出现不同程度的脑发育异常、认知功能障碍，以及心脏、肾脏、内分泌、视觉、听觉等的异常。由于这些特性，使得患儿在年幼时并不容易被甄别，往往到了出现生理或生殖异常时就医进行染色体核型分析才得知确切的病因，然而此时已经错过了辅助治疗的最佳时机。诊断的越早，经过治疗干预，成年身高越高，并发症改善得越好。

特纳综合征的患儿可出现各种复杂的染色体畸变，临床表型也多样化，但都有身材矮小及性腺发育不良的特征。她们的生长障碍可从幼年起持续发展，至青春期因缺乏第二生长高峰而愈发明显。

因此，儿童定期体检，幼年期多多关注身高情况，早期发现身材矮小，矮小的女性患儿进行染色体核型检测，对于特纳综合征的及早发现和治疗是非常重要的。早发现早诊断早治疗，可明显改善患者的终身高。用基因重组人生长激素，可使患儿身高明显增长。同时定期检测甲状腺功能和骨龄发育情况，当骨龄达12岁以上时，可开始给予口服小剂量雌激素治疗，以促进乳房和外生殖器发育。

患有特纳综合征的孩子如何正常生长？

儿童定期体检，幼年期多关注身高情况

早期发现身材矮小，矮小的女性患儿进行染色体核型检测，对于特纳综合征的及早发现和治疗是非常重要的。

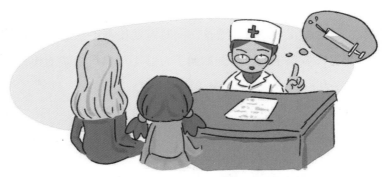

早发现早诊断早治疗，可明显改善患者的终身高。

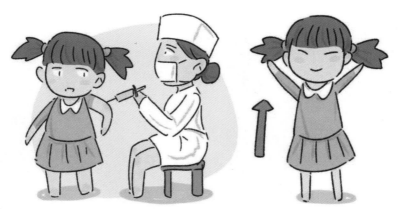

用基因重组人生长激素，可使患儿身高明显增长。

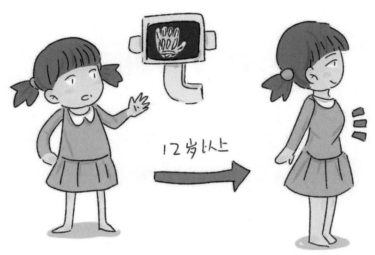

12岁以上

同时定期检测甲状腺功能和骨龄发育情况，当骨龄达 12 岁以上时，可开始给予口服小剂量雌激素治疗，以促进乳房和外生殖器发育。

　　希望这群"长不大的小女孩"在医生和家长的精心呵护下，能够正常长大，成为美丽的成年女性。

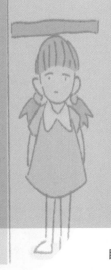

如何让孩子拥有良好睡眠?

许　可（北京协和医院）

刘　彩（济宁医学院附属医院）

　　睡眠是一种在哺乳动物、鸟类和鱼类等生物中普遍存在的自然休息状态。在人类、哺乳动物及其他很多动物中，如鱼、鸟、老鼠、苍蝇中，规律的睡眠是生存的前提。睡眠占了一个人人生的1/3时间，可以说生活质量的高低，一半取决于睡眠质量。在睡眠时人脑并没有停止工作，只是换了模式，使身体可以更有效储存所需的能量，并对精神和体力做出补充。对儿童来说，睡眠对健康的影响比成人更加重要。

　　睡眠问题已经上升为世界性的问题，2001年国际精神卫生和神经科学基金会主板的全球睡眠和健康计划发起了一项全球性的活动，将每年的3月21日定为世界睡眠日，此项活动的重点在于引起人们对睡眠重要性和睡眠质量的关注。2003年，中国睡眠研究会把世界睡眠日正式引入中国，2018年世界睡眠日中国主题为"规律作息，健康睡眠"。

当下儿童睡眠会碰到什么情况?

　　婴幼儿期最常见的睡眠问题有入睡困难，频繁夜醒，昼夜节律紊乱，另外还有一部分婴幼儿会有睡眠呼吸暂停、夜惊、婴儿猝死综合征等。年长些的儿童常见的睡眠障碍有入睡相关障碍、昼夜节律紊乱、睡眠不安和夜醒、夜惊、夜间摇头、梦魇、梦游、过度嗜睡等。这些问题对孩子们的生长发育、心理与行为等各方面都有不良的影响。

宝宝什么样的睡眠状态才算是睡好/正常？

正常情况下，婴儿出生后总的睡眠时间在16～18小时，之后随月龄增加而减少，到6个月时减为每天13～14小时。此时宝宝的昼夜节律还没有完全形成，会有白天小睡时间，而且也随着月龄增加而减少，在6个月前平均每天2～3次，9～12个月时每天2次，1.5～3岁时每天1次，在4岁左右，大部分儿童逐渐停止小睡。夜间持续性睡眠时间，6个月时最长可达6小时，1岁时达8小时，13个月到4岁达9小时，学龄前期达10～11小时。就这点来看，最令上班族们羡慕的应该是学龄前期的睡眠。

睡不好可能是由于哪些原因所致？

宝宝睡不好，有家长的原因也有自身的原因。

除了我们熟知的一些身体不适或疾病导致的睡眠不安之外，孩子自身的特质也会导致睡眠质量差异。有些孩子表现有易怒、易激惹、易受环境影响、易哭闹等。这些孩子节律性差、适应性差，一旦环境改变就容易产生害怕和不安的情绪，生活节律一旦打乱就会干扰他们原有的睡眠节律，这都导致了他们要比其他孩子睡眠要差。当然这是比较稳定的个性特征，我们能做的不多，家长们更需要注意自身的方面。

父母的行为和喂养方式会对宝宝的睡眠习惯有很大影响，其中父母的过度关注是引起婴儿睡眠问题的主要原因之一。很多家长会陪伴孩子直至入睡，或者在孩子入睡后再将其放下。有些孩子养成了要拍抱、摇晃吃奶等安抚行为才能入睡的习惯，一旦脱离这些就难以入睡或者哭闹不止，半夜晚醒来，要想再自己入睡也会更加困难。结果父母只好再次安抚，逐渐地形成了恶性循环，最后父母身心俱疲，孩子睡眠不安、入睡困难。其次，夜间频繁地喂奶会干扰宝宝睡眠周期，影响正常生物节律的形成。而且摄入这么多液体后使夜尿次数增多，相当又增加了一次睡眠不安的机会。

睡不好对宝宝有什么影响？

1. 睡的少会导致肥胖

儿童和青少年肥胖现象已经非常普遍，肥胖者的患病率越来越高，长期肥胖会引发多种疾病，如糖尿病、高血压、冠心病等。除了摄入过量高热量食物、长期久坐不运动之外，睡眠不足也被认为是肥胖的高危因素之一。有研究表明，睡眠时间少于8小时的肥胖发生率显著高于睡眠时间为8小时以上的儿童。睡眠不足可能会打乱体内瘦素和胃饥饿素水平，使食欲增加，而且睡眠不足会导致儿童和青少年运动减少，能量消耗减少，最终导致肥胖。

2. 睡得晚不利于长个子

跟人体身高增长有关的主要激素是生长激素，它的分泌具有昼夜节律性。在睡眠最深的时候，大脑分泌生长激素最多，一般在夜间的分泌率是白天的3倍，在夜间12时左右会达到高峰。保证夜间足够睡眠时间对孩子的生长发育非常重要。如果夜间9点后孩子还未能入睡，会降低生长激素的分泌量，不利于孩子身高的增长。

3. 缺觉会导致孩子学习能力下降

睡眠期是促进婴幼儿神经系统发育和智力发育的重要阶段，有助于清除脑内代谢废物，从而恢复大脑活力。充足的睡眠可以保障机体复原，调控体格生长，提高学习记忆。据一份专业调查数据显示：近50%的小学生和近80%的初中生每天处于睡眠不足状态。由于家长"望子成龙望女成凤"的心理，孩子们在白天结束了一天的学校课程后，不得不在晚上奔走于各个补习班特长班之间。然而，熬夜后的第二天白天，交感神经难以充分兴奋，会使人没有精神、头昏脑胀、记忆力减退、注意力不集中、反应迟钝、健忘以及头晕、头痛等，最直接的影响就是学习效率降低。很多孩子课上无法集中精力听讲，课下需要花更多的时间补学课上忽略的知识，最终陷入了恶性循环。

4. 睡眠不足可能导致精神心理行为异常

睡眠不足会导致疲劳、注意力难以集中、易激惹、易受挫折、很难控制情绪和冲动行为，儿童青少年睡眠不足会引起其认知、行为、情绪等方面的问题。由于长时间睡眠不足会出现焦虑等心理亚健康状态，尤其是对于处在学业和心理状态改变双重压力之下的学生而言，长此以往容易出现失眠问题，进而增加青少年发生抑郁、焦虑的风险。

5. 其他

由于手机、平板等电子设备的普及以及网络游戏的风靡，很多孩子养成了熬夜打游戏的不良习惯。熬夜会让人皮肤变差。长时间熬夜，人的内分泌和神经系统就会失调，使皮肤干燥、弹性差、晦暗无光，出现暗疮、粉刺等。熬夜对眼睛的伤害也不只是出现"熊猫眼"那么简单。长时间超负荷用眼，会使眼睛出现疼痛、干涩等问题，甚至使人患上干眼症；长期熬夜造成的过度劳累，还可能诱发中心性视网膜炎，导致视力骤降。

如何改善宝宝的睡眠？

1. 找出原因

影响宝宝睡眠的一大问题就是夜间惊醒、哭闹，没经验的父母为了让孩子尽快再次入睡，往往会立刻将孩子抱起来又拍又哄。一次两次可能效果不错，但久而久之宝宝就习惯于这种在父母怀里睡眠的情况，不拍不哄就哭给你看。宝宝哭闹的原因很多，对偶然出现的半夜哭闹，要查明原因。比如睡觉环境是否舒适，睡前是否吃得过饱，或饥饿、口渴、尿床，衣服或被子太紧、太硬以致躯体不适，以及肠道寄生虫或其他原因导致的腹痛、呼吸道感染等。如果你给的不是宝宝想要的，结果只能事倍功半。

如何让孩子拥有良好睡眠？

1. 找出原因

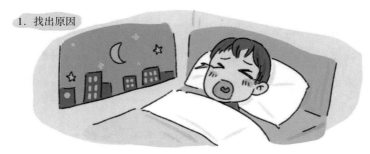

影响宝宝睡眠的一大问题就是夜间惊醒、哭闹。

2. 拒绝晚睡

2017年诺贝尔生理学或医学奖的3位获奖者窥探了生物钟的秘密，发现了调控昼夜节律的分子机制并解释了其工作原理，得出结论，就是不要熬夜。

宝宝睡得晚大多是因为爸妈，特别刚上任的爸妈，恨不得24小时黏着宝宝，常常会逗宝宝玩到很晚，或者认为晚点睡半夜就能少醒来。结果恰恰相反，睡前宝宝大脑兴奋可能更加难以入睡，睡着后也更容易夜醒。这样做的后果往往养成了婴儿晚睡的习惯，甚至生物钟被打乱。正确的做法应该要为宝宝制定一个作息时间表，按规定的时间提前关闭声、光，营造一个安静舒适的睡眠环境。晚上睡觉尽量不要开灯，因为光线会影响松果体的正常工作，可能会导致促性腺激素的不适当分泌，从而导致性早熟。晚上适当的睡眠时间一般在7～10点，睡前1小时就不要和宝宝玩耍了。

2. 拒绝晚睡

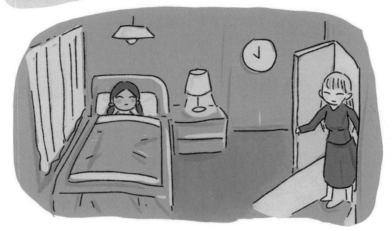

为宝宝制定一个作息时间表，按规定的时间提前关闭声、光，营造一个安静舒适的睡眠环境。

3. 按需喂夜奶

婴儿胃口大多比较小，都是少食多餐，喂奶间隔不长。白天还好说，半夜里饿醒了哭闹让爸妈们头疼不已。没经验的妈妈们这时候往往会抱着孩子又哄又喂奶，或者趁自己还没睡就把睡着的宝宝弄醒强迫喂奶，还有些妈妈会在宝宝睡前喂饱奶，防止半夜饿醒。这些做法容易形成睡眠联想，入睡要吃奶，半醒还想吃奶，于是就进入了越睡越短的恶性循环。而睡前喂太饱则会让宝宝因饱胀而难以入睡。正确的做法应该是每隔6小时左右喂1次奶，如果宝宝正在酣睡就不必弄醒强迫喂奶。月龄小的婴儿如果夜间吃奶在2次或小于2次，而且喂过之后能安然入睡的可以按需喂奶。到6个月左右，婴儿一般能达到6小时的连续睡眠，这时候就要逐渐拉长夜奶的间隔，改掉吃夜奶的习惯了。

3. 按需喂夜奶

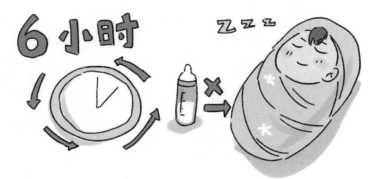

每隔 6 小时左右喂 1 次奶，如果宝宝正在酣睡就不必弄醒强迫喂奶。

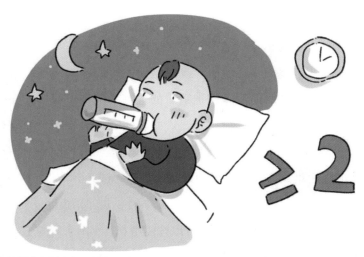

月龄小的婴儿如果夜间吃奶在 2 次或小于 2 次，而且喂过之后能安然入睡的可以按需喂奶。

如何保护孩子的第一组牙齿？

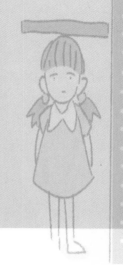

郝习习（济宁医学院附属医院）

乳牙是人的第一组牙齿，呈白色，恒牙呈微黄色。因为恒牙釉质比乳牙釉质的钙化度高，透明度大，所以宝宝乳牙需要特别的呵护。

从婴儿期到青少年时期，颌骨逐渐发育长大，口腔的容量也就相应扩大了。因此，新萌出的恒牙牙冠比同名的乳牙要大。乳牙牙冠与牙根的界限比恒牙要清晰得多，妈妈不要拿自己的牙齿特点与宝宝相比，以为宝宝牙齿出现什么问题。

乳牙咬合面的磨耗较恒牙严重。因为恒牙刚萌出或萌出不久时，受乳牙保护，恒牙咬合面尚未磨损或磨损很少。乳牙比恒牙钙化度低、硬度也差，而使用时间又较长，因此磨损较严重。

乳牙期间要注意：

1. 及早改用杯子喝奶

幼儿会对牙刷比较抗拒，妈妈可以用纱布沾一点含氟漱口水（沾湿即可）帮宝宝清洁、擦拭乳牙，或使用指套（上面有颗粒状）进行清洁，一岁以后，大约15个月开始，可使用儿童牙刷帮宝宝刷牙。此外，最晚一岁以后就应该让宝宝改用杯子喝奶，建议使用训练杯帮助戒除奶瓶，可先从睡前那一次开始使用，同时避免含着奶瓶边喝边睡。有些父母容易忽略戒奶瓶及奶嘴的重要性，孩子已经一两岁还在使用奶瓶奶嘴，也因此造成嘴巴翘、牙齿咬合受影响，甚至嘴巴闭不起来等问题，宝宝能尽早看牙医，就能经由医生检查，阻止问题的发生。

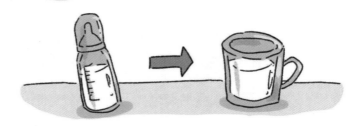

如何保护孩子的第一组牙齿?

1. 及早改用杯子喝奶

2. 使用沟隙封填剂，减少蛀牙机会

有些牙齿上面有凹凸不平的沟隙，尤其是咬合面，家长很难用牙刷清洁，所以蛀牙很容易从这些缝隙开始，儿童专科医生会使用沟隙封填剂（一种透明或有色树脂），把沟隙填平，以便清洁，减少蛀牙的机会。

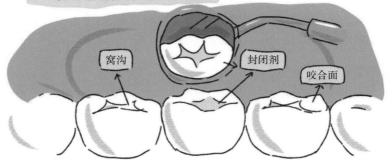

2. 使用沟隙封填剂，减少蛀牙机会

窝沟　封闭剂　咬合面

3. 喝母乳，清洁步骤仍不能少

喝母乳和喝配方奶的宝宝，在乳牙护理上都要同样注意。如果无法避免边睡边喝奶，喝母乳的宝宝一样很容易蛀牙，父母绝对不能疏忽。此外，在长第一颗乳牙时就让专业牙医检查，可在刚开始出现蛀牙征兆时及时发现，并给予洁牙、涂氟，做好补救措施。

100

3. 喝母乳，清洁步骤不能少

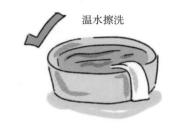

温水擦洗

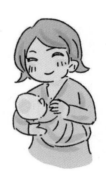

乳牙不掉的原因：

1. 换牙时出现新旧牙并存的情况，应把乳牙拔掉。脱落乳牙没有牙根，脱落面呈蚕食状。乳牙拔掉后，恒牙会因舌头推挤而慢慢地移动到原来乳牙的位置，此时如有足够的空间，恒牙就能长得正。若对乳牙恒牙并存的情况置之不理，可能会造成牙齿排列不整齐，或者咬合不齐，也容易因洁牙不完全而导致蛀牙。

2. 乳磨牙严重龋坏致使根尖周感染造成乳牙根粘连而滞留。此时应及早修补和治疗坏牙。

3. 恒牙牙胚的位置异常，萌出道异常，恒牙会异位萌出，这时乳牙根完全或部分未吸收而产生乳牙滞留现象。

4. 与吃东西有关。引起乳牙滞留迟脱的原因很多，但最常见的是因为孩子吃的食品过于精细，没有充分发挥牙齿的生理性刺激。牙齿的主要功能是咀嚼食物，咀嚼食物能促进乳牙牙根的生长发育及其自然吸收、脱落。随着儿童年龄的增长，应让儿童多吃海蜇、牛肉干、花生、甘蔗、五香豆等耐咀嚼的食物，以保持对乳牙良好的刺激作用，促进乳牙及时脱落。

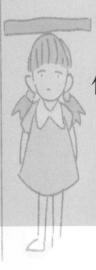

什么是正确的刷牙方式？如何选择牙刷？

尹立伟（济宁医学院附属医院）

张　稳（济宁医学院附属医院）

程文晓（济宁医学院附属医院）

牙医对于口腔卫生的执念，做过正畸的小伙伴应该深有体会。"刷牙了吗？！""又没刷牙？！""刷得认不认真呢？！""才刷3次？！"（省去一万种方式）……那到底怎样刷牙才能让牙医满意呢？

下面我来详细介绍怎么做到正确刷牙，保持口腔卫生。

刷牙要把牙齿暴露在口腔中的3个面都顾及到，重点关注牙齿和牙龈接触的地方。详细步骤可分为：

1．将刷头置于牙颈部，刷毛指向牙根方向（上颌牙向上，下颌牙向下），刷毛与牙长轴大约呈45°角，轻微加压，使刷毛部分进入牙龈沟内，部分置于牙龈上。

2．从后牙颊侧以2～3颗牙为一组开始刷牙，用短距离水平颤动的动作在同一部位数次往返，然后将牙刷向牙冠方向转动，拂刷颊面。刷完第一个部位后，将牙刷移至下一组2～3颗牙的位置重新放置，注意与前一个部位保持有重叠的区域，继续刷下一个部位，按顺序刷完上下牙齿的唇（颊）面。

3．用同样的方法刷后牙的舌（腭）面。

4．刷上前牙舌面时，将刷头竖放在牙面上，使前部刷毛接触龈缘，自上而下颤动。刷下前牙舌面时，自下而上颤动。

5．刷咬合面时，刷毛指向咬合面，稍用力作前后来回刷。

要注意的是，牙缝是刷牙很难清洁的地方，这时候我们需要使用牙线。

正确的刷牙方式：

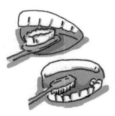
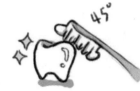

刷头置于牙颈部，刷毛指向牙根方向；
刷毛与牙长轴大约成45°角，轻微加压；
使刷毛部分进入牙龈沟内，部分置于牙龈上。

从后牙颊侧以2～3颗牙为一组，然后将牙刷向牙冠方向转动，拂刷颊面，将牙刷移至下一组2～3颗牙的位置重新放置，注意与前一个部位保持有重叠的区域按顺序刷完上下牙齿的唇（颊）面。

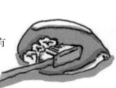
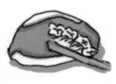

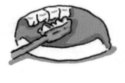
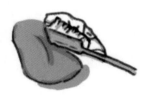

用同样的方法刷后牙的舌（腭）面。

刷上前牙舌面时，将刷头竖放在牙面上，使前部刷毛接触龈缘自上而下颤动，刷下前牙舌面时，自下而上颤动。

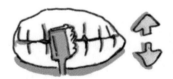

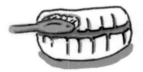

刷咬合面时，刷毛指向咬合面，稍用力作前后来回刷。

牙线可以说是口腔卫生清洁必须的，和刷牙同等重要。带了牙套后很难清洁牙缝，但也必须将牙缝清洁干净。间隙刷是戴牙套后清洁牙齿的神器，能有效清洁牙齿、牙套和钢丝围成的三角区域。对于懒人，推荐使用冲牙器，能起到牙线和牙缝刷部分效果，但对于顽固的食物残渣效果不好。

　　牙刷一般可分为：普通牙刷、电动牙刷、屋型牙刷、单头牙刷、牙缝刷等。刷头一般要稍小一点，以保证它在口腔中能灵活转动。儿童口腔小，刷头就需更小。总的来说，刷头大小要根据各人情况而定，需要综合考虑口腔大小、张口程度、个人习惯及牙齿排列情况等因素。并没有统一的标准。成人牙刷一般是：刷头长2.54～3.18厘米，宽0.79～0.95厘米；刷毛2～4排，每排5～12束。但是，成人也可选择刷头2.3厘米长、0.8厘米宽的儿童牙刷。

刷毛要选择软硬适中，或稍软的。但要注意，太软的毛易刷不干净。以前的刷毛都用猪鬃毛制成，十分硬，容易伤害牙齿和牙龈，现已基本淘汰；目前的刷毛多用尼龙丝制成。具体来说，可分为两种——普通丝和杜邦丝。杜邦丝弹性较好，不容易尖锐而造成伤害。把刷毛尖磨圆的磨毛牙刷，可防止这种伤害，对牙龈保护作用更强。

此外，刷头是方形或钻石形、刷毛上缘齐平还是呈波浪形、刷柄是弯是直，对刷牙效果并没什么影响。刷牙用最普通的直柄牙刷就很好了。

电动牙刷不需要任何手部动作的配合就可以最好的角度全方位地清洁我们的牙齿，所以我们可以优先考虑给孩子选择使用。当然，任何年龄段的人均可以把这种牙刷作为刷牙的主要工具。电动牙刷与传统的手动的牙刷相比，它可以用较短的时间，更加有效地清除牙菌斑，减轻牙龈炎，控制牙石形成和色素的沉积，减少牙龈萎缩和牙颈部牙体组织的磨损。还有某些电动牙刷有定时的功能可以有效的提醒刷牙需要的时间，对儿童的帮助尤为明显。

下面就为大家介绍选择牙刷须注意的几个问题。

1. 根据使用对象购买牙刷

根据成年人、少儿、幼儿口腔大小的不同，我国牙刷标准规定了刷头尺寸。成人牙刷较大，少儿牙刷较小，幼儿牙刷最小。刷毛毛面长度最大不超过42毫米，刷毛高度不超过13毫米，刷丝的直径在0.2～0.3毫米，这些在牙刷包装上一般都有注明，买牙刷时只要注意看，就能买到大小合适的牙刷。

2. 宜选购小头牙刷

不同类型的牙刷有不同规格。刷头均有大小之分，要想让刷头能刷到口腔的每一个部位，一般宜用小头牙刷。

3. 宜选磨毛牙刷

除齿状形牙刷外，使用磨毛牙刷可有效达到口腔保健目的。它的外包装一般注有"磨毛"二字，用手触摸刷毛端面，没有锋利、毛刺等感觉。

4. 宜选保健牙刷

对普通的牙齿保健，我们推荐使用保健牙刷。根据我国制定的"保健牙刷规定标准"，其特点是：牙刷头短而窄，以适应扭转与分区洗刷；牙刷柄扁而直，具有足够的洗刷污物、去除菌斑和按摩牙龈的力量；每组牙刷毛的长度相等，以便三面洗刷；各组毛之间有一定的间隔距离，易于保持牙刷本身的清洁；每组毛紧束成柱状，刷毛头应该磨圆钝，以防刺伤或擦伤牙龈。

5. 特选专用牙刷

主要用于一些特殊人群，如间隙刷（牙缝刷），主要用于刷除牙缝间的污物和菌斑，多用于老年人群，作为辅助刷具；凹型刷，主要用于戴固定矫治

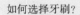

如何选择牙刷？

保健牙刷
具有足够的洗刷污物，去除菌斑和按摩牙龈的力量
易于保持牙刷本身的清洁。
每组毛紧束成柱状，刷毛头应该磨圆钝，以防刺伤或
    擦伤牙龈。

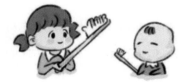

根据使用对象购买牙刷
根据成年人、少儿、幼儿口腔大小的不同，
成人牙刷较大，少儿牙刷较小，幼儿牙刷最小。

磨毛牙刷。可有效达到口腔保健
目的用手触摸刷毛端面。没有锋
利、毛刺等感觉。

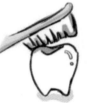

专用牙刷
主要用于刷除牙缝间的污物和菌斑，
多用于老年人群，
主要用于戴固定矫治器的正畸人群。

小头牙刷
刷头均有大小之分，
要想让刷头能刷到口腔的每一个部位，
一般宜用小头牙刷。

器的正畸人群，也可作为辅助刷具。

口腔健康会影响孩子的生长发育，除了给孩子提供足够的营养外，家长不要忽略了孩子的牙齿健康。要有一口健康的牙齿，牙刷的选择是关键。切忌不科学的随意选择牙刷，应该根据孩子的不同年龄段来挑选合适的儿童专用牙刷。接下来将按照不同年龄阶段划分来简单介绍一下牙刷该如何进行选择。

1. 2～4岁的孩子应选择刷头小、刷毛软的牙刷

这个阶段的孩子已经长了一口整齐的小乳牙，但同时也是龋齿高发的年龄，家长应该在这个阶段注意培养孩子刷牙的习惯。这时候要选择刷头小、刷毛软的牙刷，因为幼儿手掌较小，所以牙刷的握柄也要选择较粗胖的。另外，要注意的是，这个阶段的孩子的精细运动、协调能力都较差，很难把牙刷干净，所以家长得帮宝宝刷牙。此时牙膏也应该选择儿童专用的，因为成人的牙膏含氟量较高，不适合儿童使用。

2. 5～6岁的孩子应选择杯形刷毛、刷头小的牙刷

这个阶段的孩子进入替牙期，一颗恒磨牙已长出，此阶段应该选择杯形刷毛、刷头小的牙刷。以能完全包围每颗牙齿从而达到彻底清洁的效果为目的。此时家长可以逐渐培养孩子独立刷牙的能力，记得要监督和检查刷牙的效果。

3. 7～8岁的孩子应选择混合设计、刷头小的牙刷

这个阶段的孩子处在换牙期，乳牙与恒牙同时存在，此时齿缝间隙较大，若不注意留意刷牙，很容易就形成蛀牙。因此，牙刷应选择混合设计、刷头小的牙刷。待牙齿替换完成后，青少年可选用保健牙刷。

牙刷的清洁非常重要，牙刷使用后如果清洁不彻底、摆放位置不正确等一系列处理不当，会导致牙刷头上繁殖大量细菌，对身体和口腔卫生不利。因此，给出以下建议：①每次刷牙后将牙刷用清水彻底冲洗清洁，甩干刷头里的水分，将牙刷刷头朝上放在口杯中，位置能充分通风，最好靠窗户，使其自然干燥。②每月用清水彻底清洗一次牙刷后，放在室外太阳光下照晒一

小时以上达到消毒效果。③建议每三个月换一把牙刷，发现牙刷变形、刷毛变弯曲，刷头边缘破损马上更换一把新牙刷。

如果不注意口腔卫生，造成龋齿，危害严重。龋齿遇酸、甜、冷、热等会感到疼痛不适，影响进食和睡眠；龋齿进一步发展侵犯牙髓后疼痛十分明显，严重时还会出现牙龈、面部肿胀，甚至发热等全身症状，影响儿童正常生长发育。龋齿还可导致咀嚼困难，影响孩子进食多纤维的蔬菜和肉食，形成偏食等不良饮食习惯，造成营养不均衡；由于龋齿造成的偏侧咀嚼，还会导致双侧面部发育不对称。如果乳牙龋齿则会影响恒牙发育，乳牙因龋齿而早失会导致相邻牙向缺隙处移位，造成咬合关系紊乱，形成恒牙错牙。由于牙列缺失导致失去咀嚼功能的正常生理刺激，儿童颌骨的正常发育受影响，甚至可造成颌面部轻重不等的畸形。乳牙龋病如不及时治疗，还可引起恒牙发育不良。口腔疾病可以造成口腔异味，同时，由于龋齿对言语、美观等功能的影响会引起儿童社会交往困难和心理障碍，影响儿童身心健康。

不同年龄阶段划分来简单介绍一下牙刷该如何进行选择？

2～4岁的孩子应选择刷头小、刷毛软的牙刷。

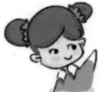
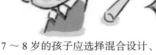

7～8岁的孩子应选择混合设计、刷头小的牙刷。

5～6岁的孩子应选择杯形刷毛、刷头小的牙刷。

想长高，儿童青少年运动有哪些注意事项？

徐龙雨（北京协和医院工会）

刘　阳（聊城市人民医院）

一、青少年身体素质发育特点及运动注意事项

1. 运动系统的发育特点

少年儿童骨骼的特点是：软骨成分多，水分、有机物质多，无机盐少，骨密度差，骨富于弹性而坚固不足，不易骨折易于发生弯曲和变形。少年儿童应养成正确的身体姿势，长期处于不良身体姿势易导致骨变形，不宜进行负重练习，可能会导致腿型、足弓等变化。可采用抗体重练习如跑跳等，减少静止性力量练习。

少年儿童肌肉的特点是：肌肉中水分多，蛋白质、脂肪和无机盐少，收缩功能较弱，耐力差，易疲劳。肌肉力量发展顺序为：躯干肌先于四肢肌群，屈肌先于伸肌，上肢肌先于下肢肌，大块肌肉先于小肌肉。在生长加速期，肌肉纵向发展，长度增加较快，但仍落后于骨骼增长，力量和耐力差。生长加速期后，肌肉横向发展快，肌纤维增粗。因此，应根据少年儿童肌肉发育特点，合理安排运动负荷，12岁前，可做徒手操以及不负重跑跳练习为主。12～15岁，肌肉体积力量开始增速，可辅以阻力和较轻的负重练习。选择适宜的练习方式如动力性力量练习（收缩放松交替进行）为主、静力性为辅。

简单地说，只有那些能够增进食欲、促进睡眠、给予骨骼一定程度纵

向压力的运动对长高都有益。但是过强的压力（举重等）反而让骨骼难以长高。

2. 循环系统和呼吸系统发育特点

儿童少年血量占体重百分比略高于成人，心脏重量和容积小，心肌发育尚不完善，运动时主要靠增加心率来增加心输出量以适应运动需要。胸廓小，呼吸肌力弱，肺活量小，呼吸频率快，因此应合理运动负荷，适宜的短距离跑，减少长时间紧张性运动、身体消耗过大的耐力性运动。不宜做过多和过长的憋气，憋气易造成短时间心脏负荷过大。增大呼吸深度可有效增大肺泡通气量，运动时呼吸的节奏可控制为：两步一呼、两步一吸等。

3. 注意身体的全面锻炼

注意身体的全面锻炼，时间不要过于集中，应分散、多种形式交替进行。除专业运动员之外，少年儿童应避免过早进行单一项目或动作的训练，因为多数运动项目动作非对称，肢体负荷不均匀。如乒乓球、羽毛球、投掷运动中的投掷手、高尔夫挥杆动作等，都会造成身体一侧或部分负荷过大，力量相对过强，对侧较弱，易造成骨骼变形，身体损伤，同时要加强弱侧肢体的锻炼。

不同年龄孩子适合的运动也不同，家长不可强求孩子过早开始运动。

1岁以内的孩子：应该以主动运动和被动运动相结合。主动运动即帮助孩子进行一些抬头、爬行、翻身的练习增高的方法。被动运动则是父母给孩子做一些婴儿操、按摩抚触，这也有利于小孩子的生长发育。

1～2岁孩子：练习跑跳、拍球、双腿跳。

2～3岁孩子：跳绳、蹦床、单腿跳。

学龄前孩子：宜以调整运动能力的项目为主，把运动与游戏结合起来，如过独木桥、舞蹈，结合游戏所进行的跑跳等。

小学生：宜以室外活动，如打球、跑步、做操、日光浴等。

中学生：宜以弹跳运动为主，如跳跃摸高、跳绳、引体向上等。

二、如何鼓励少年儿童坚持运动，享受运动的快乐？

1. 运动的心理学作用

从心理学角度讲，很多爱好坚持跑步的人都有一种感受，每天工作学习都已经很累了，但运动一下之后反而觉得很愉悦、很轻松，这种现象就叫作跑步者的愉悦感（runner's high）。这种心理现象是有生理学基础的，长时间连续性达到一定量的运动后，并通过有节律的深缓呼吸，肌糖元用尽，身体会产生脑内啡肽、去甲肾上腺素、多巴胺，作用于大脑，产生欣快感，从而鼓励和坚持运动。对于儿童青少年，培养运动习惯，鼓励坚持运动也可以用这样的方式，运动方式应该多样有兴趣，如体育游戏或类似游艺竞技的体育项目；运动量逐渐递增，若运动开始运动量和强度过大，身体疲劳，儿童少年就会产生危难情绪，不宜坚持。通过逐渐递增、方式多样的运动让儿童少年完成目标运动量的成就感。不断提升自我表现的满意度，增强自信心，从内心体会到运动的愉悦。另外非常重要的是，要有家人的鼓励和陪伴。如果是肥胖儿童，吃完晚餐后自己去运动，而父母坐在沙发上看电视，孩子的运动也坚持不了长久。

2. 运动一会儿就累了怎么办？怎么坚持？

俄国生理学家、高级神经活动生理学的奠基人巴甫洛夫曾提出积极性休息学说。当对某项工作感到疲劳时，如果换一种方式继续工作会比传统静态休息更能消除疲劳。当大脑某一区域细胞因工作活动处于兴奋时，其周围的细胞便处于抑制状况。人为地转换活动内容和方式，就能使另一群细胞处于兴奋状态，而原先兴奋的细胞便转入抑制，从而加速疲劳的消除，精力越来越旺盛。如何鼓励少年儿童坚持运动的一个重要方法就是不断更换运动方式，跑步如果累了，可以做瑜伽，既放松了身心，又延长了运动时间，一举两得。再如肌肉力量练习后，可以慢跑和拉伸运动，代谢乳酸，放松肌肉，也可以更换不同趣味性的运动方式，增加儿童少年对运动认知的新鲜感和兴趣，达到同样延长运动的效果。

3. 刚开始运动就气喘吁吁，还怎么运动？

有一些不经常锻炼的少年儿童或是肥胖儿童，运动刚刚开始，就气喘吁吁，感觉呼吸困难，无法再坚持运动，这是什么原因呢？举例来说，不只是肥胖儿童，成年人在一次中长距离跑时，可能在刚跑200～300米就会感觉呼吸困难，很难坚持下去，达到了生理的"极点"。其实，此时身体并没有力竭，而是我们的呼吸肌累了。

呼吸肌是身体唯一日以继夜工作的骨骼肌，也是运动中最易被忽略的部分。在安静时，呼吸肌血供较少，而当剧烈运动时，呼吸肌的血供显著增加。呼吸肌和躯干运动肌群能量和氧气都来源于血液供应。特定的呼吸肌训练可以改变血液的重新分配，呼吸肌对血供需求减少，上下肢运动肌群获取的血供越多，呼吸肌产生疲劳越慢，机体工作就越高效。

锻炼呼吸肌，可以在跑步或快走时深缓呼吸，同时配合步伐节奏，如两步一呼，两步一吸，用鼻吸气，用嘴呼气，呼气时可将嘴收紧呈口哨形，同时快速用力呼气，达到锻炼呼吸肌的效果。经过呼吸肌的锻炼，可以增强肺功能，有利于摄取更多的氧气，就不会在刚开始运动就气喘吁吁了。

4. 利用"互联网＋"提升儿童对运动的兴趣

大数据研究显示，"90后"、"00后"更喜欢手机打卡、签到等时尚方式记录运动。目前有很多运动软件及硬件运动手环等，依据用户习惯不同，有很多应用软件（App）可供选择，有跑步、约跑，走路、记录步数的；还有keep、nike trianing等App以肌肉练习为主的。运动完之后可以打卡、晒美照。运动是具有群体效应的，通过互联网＋可穿戴设备，可以鼓励儿童少年互相借鉴，共同勉励坚持运动。

三、超重、肥胖少年儿童的运动减肥

1. 儿童减重的常见误区

从能量角度来看，超重和肥胖是能量的摄入超过能量消耗，以至于体内脂肪蓄积过多所造成的。简单来说，就是吃和动不平衡。减少膳食摄入，增加体力活动，是减重的最直接的手段。

有一些家长或儿童存在一些减重的误区，如"少吃不动"，单纯控制饮食，天天盯着体重秤上的数字，这样的减重方式会导致处于生长发育快速期的儿童营养素缺乏，甚至损失肌肉量、脱水。减重初期体重会一定程度减轻，但下降到一定水平后，下降速度减慢或不再下降，家长和孩子就会对减重信心全无，体重快速反弹。

减重正确的方式应该是增加体力活动与限制饮食结合，这样的总体效益优于单独限制饮食，而且运动频数多，运动强度大，体重减轻明显，运动可以防止体重反弹，降低合并症发生危险因素。

2. 如何确保运动的有效性及监测运动强度的方法

走路和慢跑是肥胖儿童经常选择的运动方式，然而也许走路和慢跑了很长时间，减重的效果依然不明显。这是因为运动强度和量远远不足，达不到减重效果。

美国疾病预防控制中心（CDC）和美国运动医学学会（ACSM）推荐，运动频率：每周 3 ~ 5 次（或 5 次以上）；运动强度：中等至较大强度，最大摄氧量（$VO_{2\,max}$）50% ~ 70%，3 ~ 6MET，或达到最大心率60% ~ 70%，运动强度与运动自觉（RPE）的主观感觉疲劳程度为稍累；运动时间：每天30分钟，每周共150分钟，逐渐增加至每天60分钟，每周累计300分钟。运动方式应包含：大肌肉群参与的有氧运动、肌肉力量训练（抗阻运动）及柔韧性练习。

使用RPE量表自测运动强度：运动过程中，可以自我询问主观感觉，如是轻松、很轻松，还是稍吃力、吃力。如果是稍吃力，其对应的RPE值是12 ~ 14，可以进一步询问具体数值，12 ~ 14乘以10，基本代表运动中心率区间是每分钟120 ~ 140次，在这个区间内才是有效的运动强度。如果主观感觉是轻松，说明运动强度不达标，运动可能没效果。如果感觉吃力或很吃力，则表明运动强度过大，儿童少年运动负荷过重了。用RPE量表可以很轻松便捷的自测或询问儿童运动中的感受，确保运动的安全与有效。

表1　RPE量表

RPE		主观运动感觉特征
6		安静
7	Very，very light	非常轻松
8		
9	Very light	很轻松
10		
11	Fairly light	轻松
12		
13	Somewhat hard	稍吃力
14		
15	Hard	吃力
16		
17	Very hard	很吃力
18		
19	Very very hard	非常吃力
20		

　　还可以使用运动中自测脉搏的方式监测运动强度，在热身运动后，正式运动后的一段时间，测试10秒钟脉搏，用脉搏数×6即为运动中的即刻脉搏。在120～150次/分为有效运动强度。运动中如果即刻停下持续数1分钟脉搏，脉搏会随时间下降很快，因此数1分钟脉搏并不能真实地反应运动强度。

　　3．有效的（减重）运动方式

　　（1）有氧运动方式：六步法快走

　　快步走是肥胖儿童乐于接受的运动方式，但快步走运动强度往往达不到令人满意的减重效果。设计"六步法"快走方式，可以通过简单的六个步骤，显著提高步行运动效果。

　　第一步：以最简单的轻松走，即"散步溜达"开始。

　　第二步，在轻松走的基础上有意识地增大步幅。

　　第三步：增大步幅的同时尝试增大上臂摆动幅度，胳膊要使上劲儿。实现前三步，就可以在同样的步速情况下，锻炼腿部、髋部肌群、上肢及肩背肌群，提升了步行的运动效果，虽然看似是非常熟知的方法，但往往却最容易被忽略。

第四步：有意识地让步行频率与呼吸相配合，最好能做到两步一呼，两步一吸的步行速度。配合呼吸可以锻炼呼吸肌，增大摄氧量，提高少年儿童肺活量。正确的方法应该是用鼻吸气，用嘴呼气，开始有意识的两步一呼，两步一吸的步行频率，之后逐渐形成潜意识的规律呼吸。

第五步：增加上肢肌肉力量运动，例如，在前四步基础上，走路时上肢可以做扩胸运动、振臂运动、双臂侧平举、肩绕环等运动方式，都是步行时适合进行的上肢运动。

第六步：增加上肢的负重运动，步行时可以手拿两瓶500毫升矿泉水或是1.5磅（约0.7公斤）的哑铃，重复第五步的扩胸、振臂等运动方式，则在第五步基础上又增加了运动效果。上肢的伸展和负重运动可以锻炼上肢、肩背部肌肉，加强肌肉力量，配合步行一同进行可显著增强运动效果。

通过以上六个步骤，可以在原有简单步行的基础上，显著增强运动强度，增加运动减重效果。

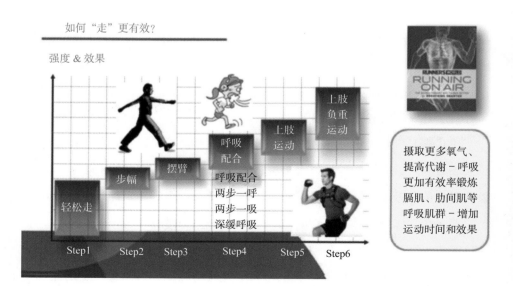

如何"走"更有效?

强度 & 效果

轻松走　Step1
步幅　Step2
摆臂　Step3
呼吸配合　呼吸配合 两步一呼 两步一吸 深缓呼吸　Step4
上肢运动　Step5
上肢负重运动　Step6

摄取更多氧气、提高代谢－呼吸更加有效率锻炼膈肌、肋间肌等呼吸肌群－增加运动时间和效果

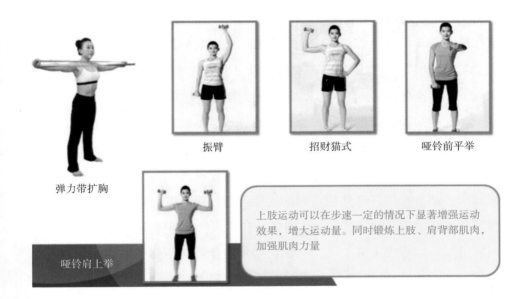

弹力带扩胸　　　　振臂　　　　招财猫式　　　　哑铃前平举

哑铃肩上举

上肢运动可以在步速一定的情况下显著增强运动效果，增大运动量。同时锻炼上肢、肩背部肌肉，加强肌肉力量

（2）有氧运动方式：跑步机怎么跑更有效（两种方法）

首先，跑步前应做好充足准备：可以选合适的具有速排汗功能的服装，再选购一双轻便，减震功能好、防滑的跑步鞋，保护踝关节、膝关节，避免在跑步过程中的运动损伤。再就是要充分的热身，热身有两个作用，一是让身体各肌群活动起来，适应运动的负荷；二是通过不同的热身动作使身体各关节在最大活动范围内得到活动和适应，避免损伤，因为肥胖者或多或少伴有一些关节的问题，如关节疼痛或不适感，热身不充分，在运动后这种不适感可能加剧。跑步前可做一些动态的拉伸动作，热身运动应持续5～10分钟。

跑步建议每次30～60分钟，每周至少3次，运动心率控制在120～150次/分的有效范围内，同时配合呼吸训练，深、缓速呼吸（每四步呼气，每四步吸气）。传统跑步机使用者一般用同一速度跑很久，对少年儿童来说，这样的方式容易造成身体疲劳感，无法坚持较长时间运动。

在跑步机上跑步如何更有效呢？有很多跑步机使用者在跑步中，大部分时间速度是保持持续不变的，以45分钟跑步时长为例，可能40分钟都在以7公里每小时的速度慢跑。当然，这样的运动时长和速度，看似是很平常的运动量，但是也有一些问题。以单一速度长时间运动，动作频率、动作幅度、肌肉动员的程度都是不变的，关节、肌肉容易产生疲劳，长久下去可能"积劳成疾"。而我们换一种思路，以实现跑步过程中张弛有度。可以采用以下三种速度设定方法（运动量和强度依次增大）：渐进式，单峰式，双峰式。这样运动速度的变化，会带来的关节运动幅度的改变，比如跑步机速度快，则会带动步幅增大，步频增快，摆臂增大，关节运动幅度不同，肌肉用力程度，拉伸的程度都会发生变化，速度减慢，反之亦然。这样就可以刺激、动员身体各个部位不同的大肌肉群，肌肉群，避免单一速度模式相同肌群机械运动加速疲劳，达到张弛有度，费力和放松交替，缓解疲劳，同时可以一定程度上延长运动时间，增加能量消耗达到更好的锻炼、减重效果。

运动过程中，还要注意呼吸配合，可以用两步一呼、两步一吸的频率，锻炼呼吸肌，避免喘息式的呼吸模式。如果想增强减脂效果，还可以在上臂、小腿绑上运动沙袋，增大运动负荷，起到更好的减脂效果。运动后要注意进行放松拉伸，以静态放松拉伸为主，缓解肌肉疲劳，促进血液组织液回流以及代谢乳酸的作用。

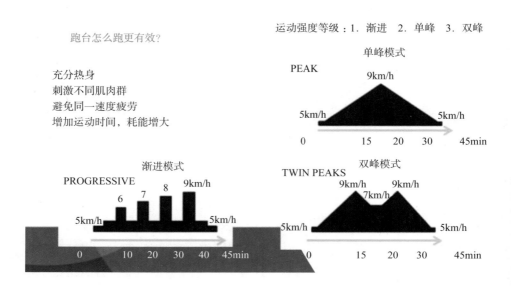

跑台怎么跑更有效？

运动强度等级：1. 渐进　2. 单峰　3. 双峰

充分热身
刺激不同肌肉群
避免同一速度疲劳
增加运动时间，耗能增大

单峰模式
PEAK
9km/h
5km/h　　　　5km/h
0　　15　20　30　　45min

渐进模式
PROGRESSIVE
6　7　8　9km/h
5km/h　　　　　5km/h
0　10　20　30　40　45min

双峰模式
TWIN PEAKS
9km/h　9km/h
7km/h
5km/h　　　　　5km/h
0　　15　20　30　　45min

（3）有氧运动方式：场地跑如何更有效

首先应穿着宽松易排汗的运动服和轻便减震功能好的运动鞋，并进行充分的热身，每次跑步建议30～60分钟，每周至少3次，运动心率控制在120～150次/分的有效范围内，同时配合呼吸训练，深、缓速呼吸（每四步呼气，每四步吸气）。

为了加强场地跑的效果，可以为儿童少年购买阻力伞，以风阻增加肌肉做功，增加跑步效率，同时可以避免传统负重跑给关节增加压力。佩戴阻力伞后，可以以游戏的方式加速、减速进行变速跑，增加趣味性、时尚感，让儿童少年享受运动的乐趣。

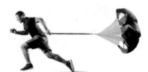

场地跑如何更有效？

· 阻力伞
· 以风阻增加肌肉做功，增加跑步效率
· 避免负重给关节增加压力
· 加速、减速不同刺激，避免匀速
· 时尚，更专业

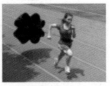

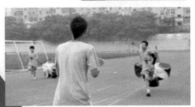

（4）有氧运动方式：游泳

增进儿童少年健康、提高减重效果，游泳运动是非常有效的运动方式。依据水的物理特性可以得知，水具有热传导效应，可以消耗机体更多的热量，水对身体有阻力，可以增加运动效率，水的压力可以促进血液循环，水的浮力可以减少关节负担，减轻肥胖儿童的关节压力。如果不会游泳可以尝试水中行走，也可达到良好的运动效果。

有氧运动－游泳

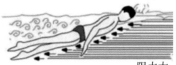

阻力大

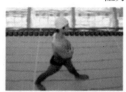

水热传导：消耗热量
阻力：增加运动效率
压力：促进血液循环，减少水肿等
浮力：减少关节负担
其他方式：水中行走

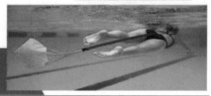

（5）其他常见运动方式

其他还包括：①跳绳：不同年龄的孩子活动量不同，幼儿园的小朋友，每天跳绳500～800下，一年级800～1000个，再大点的孩子1500～2000个，不用一口气跳完，跳跳停停，30分钟的运动量就可以，但一定要坚持。②摸高：在原地或助跑（三五步）起跳，膝、髋充分挺直，立腰挺胸，两臂上伸，用手去触摸吊在空中的物体，物体高度以尽力方可摸到为宜，左、右手各进行5次为一组，组间休息2分钟。可根据自己身体情况每天做3～5组。③跳跃：双脚跳跃用手摸树枝、篮球架、天花板等。要尽量使身体处于最大程度的伸展状态。④打球：篮球可使全身各部位肌肉都得到活动和锻炼，增强体内的新陈代谢，使长骨组织的血液供应及营养供给充分，有利于成骨物质的合成，促进骨骼的健康生长，有利于身高增长。

4. 儿童少年的肌肉力量练习

肌肉力量运动可以维持或增加去脂体重比例，增加肌肉重量和身体柔韧性。提高基础代谢率，可改善超重和肥胖人群身体综合能力，获得其他健康益处，如减少肥胖儿的心血管疾病、糖尿病和其他慢性疾病的危险因素，同时肌肉力量训练可以引起运动后脂肪的动员和氧化。肌肉力量练习还可以改善儿童少年的不良身体姿态等。肥胖儿童少年应选择有氧运动结合抗阻肌肉力量练习达到良好的运动效果。

弹力带训练作为一种特殊的阻力训练，能有效增加肌肉力量、维度、耐力和爆发力，并提高速度、柔韧等素质，广泛应用于儿童少年肌肉力量训练、康复治疗和大众健身领域等。弹力带具有安全，色彩丰富、弹力柔和等特点，不宜造成儿童少年运动损伤及关节负荷过重，适宜儿童少年进行力量锻炼，激发运动兴趣。

弹力带使用方法：可以对上肢、头颈、肩背、腰腹部及下肢进行综合力量练习。如下图。

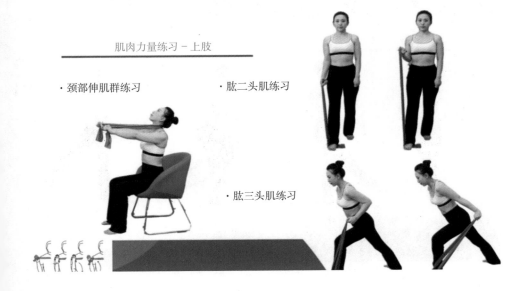

肌肉力量练习－上肢

·颈部伸肌群练习   ·肱二头肌练习

·肱三头肌练习

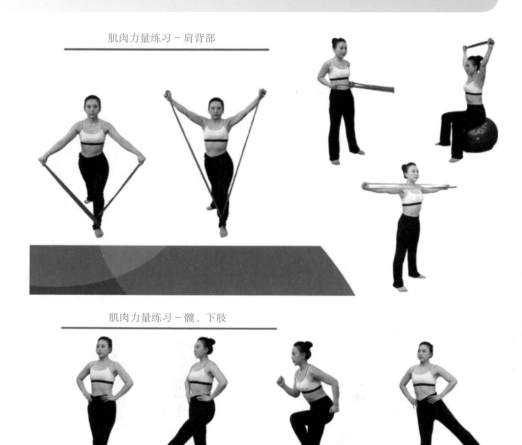

肌肉力量练习 - 肩背部

肌肉力量练习 - 髋、下肢

5. 放松拉伸练习

放松拉伸（static-stretching exercises）也是一种运动，可以舒缓肌肉、关节紧张、缓解疼痛，增加儿童少年关节活动范围，提高柔韧性，纠正肌肉的不平衡，促进血液循环，预防运动损伤等。静力性拉伸动作的要领是每个动作使周围肌群拉伸到有酸胀感，并保持30秒，可获得良好的拉伸效果。也可作为有氧运动、肌肉力量运动的补充，延长运动时间，提高运动效果。拉伸可对全身各个关节及大肌群进行拉伸，如下图。

放松拉伸练习

· 拉伸（Static-Stretching Exercises）也是一种运动

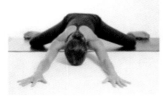

· 拉伸运动的作用：
· 舒缓肌肉、关节紧张、缓解疼痛
· 增加关节活动范围
· 纠正肌肉的不平衡
· 促进血液循环、减少

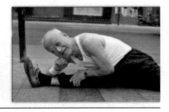

纽结饼干式

跪髋内肌伸展

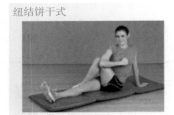

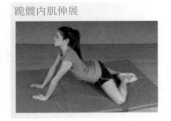

躺位躯干前伸

梨状肌伸展

俯卧髋外展肌伸展

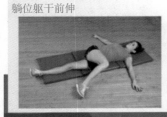

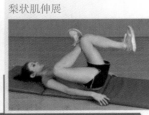

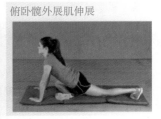

四、青少年儿童综合训练手段

运动有利于骨骼及全身的钙磷代谢，可以加速骨矿物质的骨内沉积，有利于骨细胞的增殖、骨质坚实。这是由于运动时体重或肌肉收缩时的应力或地面、机械的反作用力，会使长骨两端的骨骺受到刺激，促使骺软骨板的软骨细胞增殖、骨化，使长骨长长；儿童青少年的身高在一定程度上是可以得到改善的，改变不良的生活习惯，经常参加体育锻炼，保证每天运动一定时间，即可取得一定效果。

有效的促进儿童身高增长的运动方式应采用跳跃性、抗自身重力、趣味性的运动方式。推荐绳梯训练和超等长训练两种方式。

1. 绳梯训练

灵敏性是一种综合身体素质，是在中枢神经系统指挥下，速度、柔韧、平衡、力量等身体素质的综合反映。儿童少年进行灵敏性训练，可以提高身体综合技能。绳梯的特点：提高灵敏性。自由组合，运动方式多样。便于携带，适应不同场地。通过不同的步伐、节奏对变换、路线对变换提高灵敏素质，类似跳方格游戏，在游戏中锻炼了儿童少年体质。如下图。

灵敏性练习

灵敏性是一种综合素质，是在中枢神经系统指挥下，速度、柔韧、平衡、力量等身体素质的综合反映。

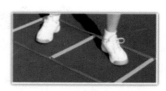

绳梯的特点

提高灵敏性
自由组合，运动方式多样
便于携带，适应不同场地

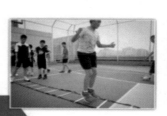

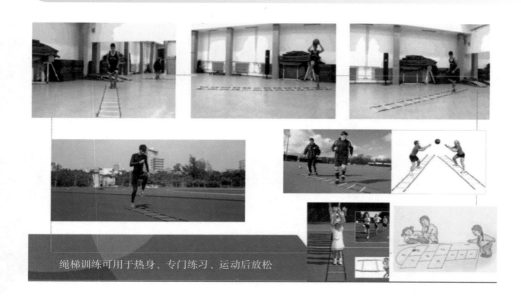

绳梯训练可用于热身、专门练习、运动后放松

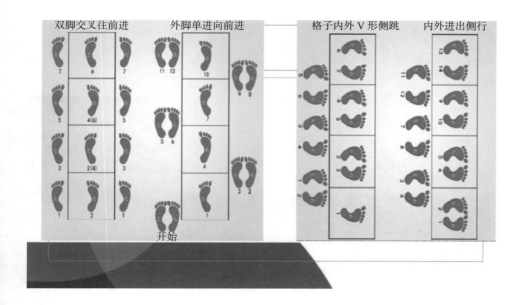

双脚交叉往前进　　外脚单进向前进　　　格子内外 V 形侧跳　　内外进出侧行

开始

2. 超等长训练

超等长收缩（plyometric contraction）肌肉先短促离心收缩，后向心收缩，利用肌肉弹性，牵张反射加大肌肉收缩力量。肌肉就像一根皮筋被拉长后迅速缩短。超等长收缩兼具经济和效率，是相当完美的一种肌肉收缩形式，肌

肉力量更大，速度更快，兼具跳跃、肌肉的机械用力优势，对骨骼进行有效刺激。有利于少年儿童的身高发展。如下图。

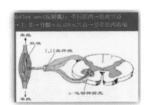

爆发力训练－超等长收缩

· 超等长收缩（Plyometric contraction）
· 肌肉先短促离心收缩，后向心收缩
· 利用肌肉弹性，牵张反射加大肌肉收缩力量

| 力量更大 | 速度更快 | 能耗更小 |

皮筋

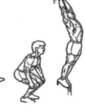

超等长收缩兼具经济和效率
是相当完美的一种肌肉收缩形式

爆发力训练－超等长收缩

增强下肢力量

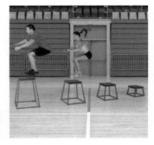

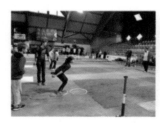
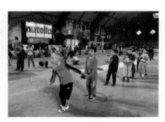

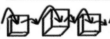

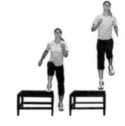

20cm   30cm   20cm   40cm   20cm   50cm

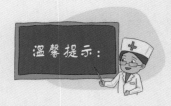

温馨提示：

1. 孩子长身高除了运动外，更重要的是保证良好的睡眠规律。因为人体在入睡后才会大量分泌生长激素，晚上9点左右是生长激素的分泌高峰，保证睡眠时间，让体内自然分泌的生长激素发挥效用，对于长个的作用要比运动大得多。

2. 保证足够的营养，每天至少要保证喝200毫升牛奶，吃一个鸡蛋以及适量的各种肉类、谷类和水果蔬菜。零食尽量少吃，不喝饮料、不吃蛋糕、巧克力等。这样就会达到身高增长的双重效果。

另外，在半饥饿状态下，人的生长激素会分泌得更多，更能促进身高发育。所以爸妈不要老是担心孩子吃不饱，填鸭式地喂孩子，这样对长高和身体健康是不利的。

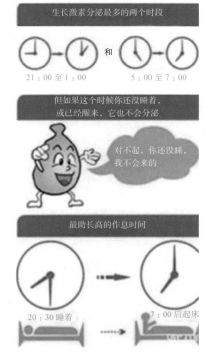

生长激素分泌最多的两个时段

21：00至1：00 和 5：00至7：00

但如果这个时候你还没睡着，或已经醒来，它也不会分泌

对不起，你还没睡，我不会来的

最助长高的作息时间

20：30睡着 → 7：00后起床

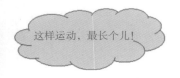

这样运动，最长个儿！

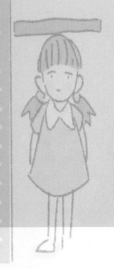

想长高，多晒太阳有没有用？

李全晓（北京协和医院）

大概春日已近，最近接二连三地被问到了有趣问题。比如："多晒阳光孩子就能长大个儿吗？""增加室外活动时阳光的照射与青少年视力健康的保持有关系吗？""长期缺少日光，青少年患上抑郁症的概率可能呈现上升趋势，是真的么？"

多晒阳光就能像小树一样长高吗

相信大家都听说过维生素D，它在调节人体内血钙水平中起到了很大作用。其中，它的家族成员维生素D_3不仅能够通过促进小肠和肾脏内肾小管的吸收作用使血液中的钙浓度升高，还能够刺激成骨细胞活动，促进血液中的沉积于骨质，从而使新骨形成。然而，在青少年骨质形成中立了大功的维生素D_3却不能被人体合成，它需要维生素D原在皮肤、肝脏和肾脏中经过复杂的转化过程才能被人体利用。这一过程的始动因素就是日光对皮肤的照射。除少量富含维生素D的食物外，经日光照射后皮肤合成的维生素D是人体的主要来源。缺乏维生素D可以使小儿患儿童性佝偻病，还会严重影响生长发育期儿童的骨的生成。虽然青少年身高的决定因素繁多，但是增加有效的日光照射能够明显地提高体内维生素D的合成，在增加骨质的形成方面起到重要作用。所以说，要想长高身体好，户外光照不可少。

想长高，多晒太阳有没有用？

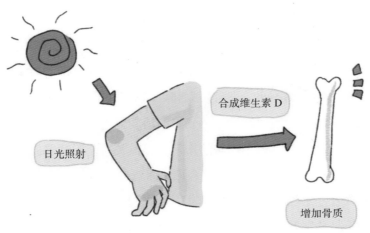

日光照射　　合成维生素 D　　增加骨质

维生素 D 是人体的主要来源。增加有效的日光照射能够明显地提高体内维生素 D 的合成，在增加骨质的形成方面起到重要作用。

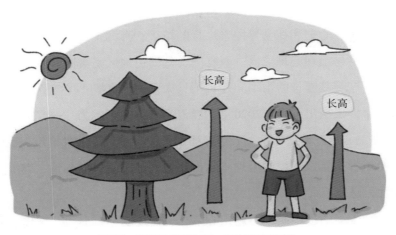

长高　　长高

所以说，要想长高身体好，户外光照不可少。

127

户外阳光缺失会影响青少年视力吗

不难发现，身边的中小学生的鼻梁上都多了样东西——眼镜。近视发生率不断攀升逐渐成为青少年成长发育中不容忽视的问题，而简单的遗传因素已经不能解释这样迅猛增加的原因。课业压力增加和户外活动减少等原因在近视的形成中负面作用不小。来自澳大利亚国立大学的研究结果显示，亚洲青少年花费大量时间学习而缺少自然光下的活动促进了近视的形成和程度的加深。研究者发现这与体内多巴胺的作用有很大关系。眼球暴露在户外自然光线下2～3小时能够增加多巴胺的合成。多巴胺含量的增加能够阻止眼轴的拉长，从而在一定程度上减慢近视的发生和发展。这对光线的要求并不高，即使在阳光不是特别充足的日子也能发挥作用。

没有阳光真的很难成长为"阳光少年"

想要成为"阳光少年"当然不是阳光和少年简单地叠加，这是青少年生长发育中生理、心理和社会等因素综合的结果。有调查显示，缺少阳光可能使青少年更容易出现心理障碍。西雅图及其周边地区是美国青少年抑郁症的高发地区，这与其漫长的雨季和连日不见太阳的天气脱不了干系，而因此发生的自杀事件也层出不穷。2020年世界卫生日的主题定为"一起来聊聊抑郁症"，意在关心那些情绪低落、心理障碍的人，其中也不乏青少年。明媚的阳光能够给予青少年以积极的心理暗示，让他们远离阴霾的心情，继续乐观向上、无忧无虑地长大。

当然，爱美的孩子们也不用担心阳光会让皮肤不再白皙。适度的防晒措施既能够避免紫外线的伤害，又能够舒心地享受户外阳光带来的温暖。放下繁重的课业负担，让我们的少年们在阳光的轻抚下茁壮成长、舒缓心灵，成为身心健康全面发展的未来力量。

为什么隔玻璃晒太阳不能补钙？

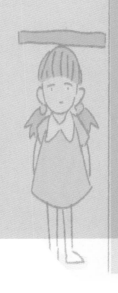

李志杰（济宁医学院附属医院）

1. 晒太阳补钙的原理

太阳光中的紫外线分为紫外线A、紫外线B和紫外线C。其中的紫外线B能够作用于人体皮肤，使7-脱氢胆固醇转化为维生素D，被吸收入血并先后经过肝、肾代谢即变成活性维生素D，后者可以在肠道、肾脏及骨等多个组织器官发挥生物学效应，既可促进钙、磷吸收，又能直接调整骨代谢，从而达到补钙的功效。虽然维生素D也可通过食物补充一部分，但约80%还是要靠上述途径自身合成。不过，紫外线B大部分被臭氧层所吸收，只有不足2%能到达地球表面，它穿透力不强，会被透明玻璃吸收，但是紫外线B能促进体内矿物质代谢和维生素D的形成，因此隔着玻璃晒太阳无法促进钙的吸收。

为什么隔玻璃晒太阳不能补钙？

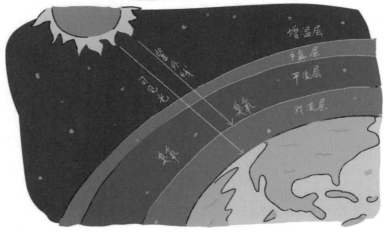

太阳光中的紫外线分为紫外线 A、B 和 C。其中的紫外线 B 能够作用于人体皮肤，紫外线 B 大部分被臭氧层所吸收，只有不足 2% 能到达地球表面。

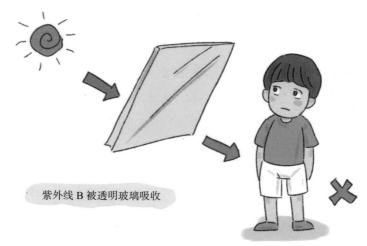

紫外线 B 被透明玻璃吸收

它穿透力不强，会被透明玻璃吸收，但是紫外线 B 能促进体内矿物质代谢和维生素 D 的形成，因此隔着玻璃晒太阳无法促进钙的吸收。

2. 阳光中的紫外线会伤害皮肤

太阳光紫外线C几乎都被臭氧层所吸收，对我们影响不大。阳光对人体皮肤的伤害主要来自紫外线A与紫外线B。紫外线A属于长波，有很强的穿透力，可以穿透大部分透明的玻璃以及塑料，晒在皮肤上时，作用于皮肤深层，作用缓慢，但能引起一次性黑化。紫外线B属于中波，作用于皮肤表层，见效快，能激发皮肤角质细胞，使血管舒张、增加血流量，初期会发红，随后慢慢变成棕色。长久过量照射甚至可引起皮肤癌。

3. 怎样安全有效地晒太阳

一般推荐每天上午9～10点和下午16～17点这两个时间段内晒太阳。不过，"最佳日晒时段"的概念并不完全可靠，应用"影子原则"来选择晒太阳的时间段则更简单、有效：即当影子的长度短于身高时不宜出来晒太阳，因为这个时候的日头比较"毒"。

绝大多数人每天在阳光下10～20分钟即可，儿童可短些，老人可长些，但一般都建议在30分钟内。在高海拔及长期低度缺氧环境下生活的人群，需延长日晒时间，每天30～60分钟。冬季也要尽可能延长日晒时长。

晒太阳的最佳地点是户外。即使因各种原因必须在室内晒太阳，也一定要打开窗子，让阳光直接与皮肤接触。"夏天短裤和短袖、冬天露出脸和手"就是最佳选择了。此外，墨镜可以避免阳光直射导致眼睛损伤；护发帽也可以避免秀发晒伤。

晒太阳后一定要多喝水，多吃水果和蔬菜，以补充维生素C，这样可抑制黑色素的生成，防止晒斑。

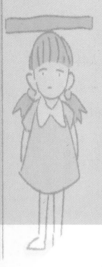

生长痛是什么?

邹　运（吉林大学第二医院骨科医学中心）

很多孩子的爸爸妈妈都有过这样的经历，宝宝们说他们的腿痛，非常担心的带宝宝们去了医院检查，最后得出的结论是宝宝们没有实质性病变，而是"生长痛"。而回想自己小时候，也有过类似的疼痛，但是长大了以后就好了。

这种疼痛一般来得快，去得也快，宝宝刚刚还在哭闹，但一会儿的时间，就又活蹦乱跳了；这种疼痛让爸爸妈妈很是摸不着头脑，准备带昨夜腿痛的宝宝去医院，而第二天一早疼痛就消失了；这种疼痛伴随成长，直至成人。

那么问题来了——"什么是生长痛呢？"

准确地说，生长痛不是一个疾病的名字，而只是一种症状或者称之为现象。这一名词，早在200多年前就由法国内科医生Marcel Duchamp提出，因其主要发生在生长期的儿童身上，故而得名。绝大多数研究指出，生长痛一般发生在2～12岁的儿童，发病率一般在2.6%～49.4%不等。如果您的孩子有以下症状，就可以考虑为生长痛：

1. 下肢反复间歇性疼痛，疼痛持续数分钟至数小时。

2. 疼痛部位多为小腿或膝关节周围。

3. 疼痛可自行缓解，间歇期不存在不适。

4. 疼痛可影响患儿睡眠，甚至伴随夜惊、夜醒及日间嗜睡等。

5. 排除下肢其他实质性病变。

生长痛是什么？

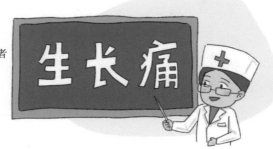

生长痛是一种症状或者称之为一种现象。

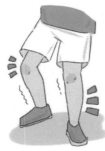

下肢间歇性疼痛，疼痛部位多为小腿或膝关节周围。

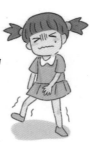

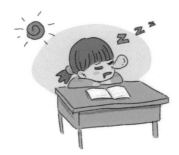

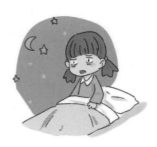

疼痛可影响患儿睡眠，主要发生在生长期的儿童身上，故而得名。

　　了解了什么是生长痛，再和您聊聊生长痛是如何产生的。生长痛的病因众说纷纭，大致分为以下几种：

　　1. 解剖学角度来看，是由于患儿长期不正确姿势导致下肢受力不均，从而导致生长痛。

　　2. 与患儿自身痛阈有关，所谓痛阈就是指患儿对疼痛的敏感程度，对疼痛越敏感，也就越容易产生生长痛。

3. 日间过度运动，也可能导致夜间发生生长痛，这一观点虽然尚缺乏大量临床数据，但是各位爸爸妈妈们请注意，适当运动是必要的，但过度运动是有害的。

4. 生长痛的发生可能与骨密度及骨代谢水平有一定的关联，如缺钙，会导致神经肌肉高度紧张，从而在儿童生长期会产生牵拉疼痛。

5. 有研究表明，微循环障碍也是导致生长痛的病因之一。

6. 心理精神因素会影响生长痛的产生。

作为父母，面对这样的"顽疾"我们能做些什么呢？

首先，疼痛剧烈的患儿可以服用一些镇痛药及非甾体类抗炎药缓解，如甲氧萘丙酸和扑热息痛等；其次，患儿的饮食应注意适量的钙摄入及镁、铜、锌等微量元素的摄入以缓解生长痛；再次，可以在医生的指导下，进行肌肉拉伸治疗以及局部物理治疗，如热敷、微波治疗等都可以改善微循同时缓解疼痛；针对伴有不正确姿势的患儿可以采用支具、鞋垫等干预，来治疗疼痛；最后，家长应带领患儿进行心理咨询，以减轻患儿对疼痛的恐惧，以达到提高痛阈缓解疼痛的目的。

为什么孩子需要打疫苗?

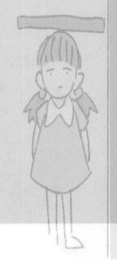

孙之星（北京协和医院）

最近好多孩子的父母、学校老师都在问我：疫苗这玩意儿，究竟能打不能打？

朋友圈最常见的医学流言，一是"要排毒"，二是"防辐射"，三就是"疫苗不能打"！

本是造福人类的疫苗怎么就被"千夫所指"了呢？

这支小小的针管里有许许多多病原体，不过别担心，经过严格处理的它们空有外壳、早已失去了原有的致病力。但免疫系统里的小卫士们还是一眼就能分辨出这张"坏人脸"——这次打它是为了练手，下次看到了还要狠狠地还击——这就是疫苗的原理，"记仇"。以前的疫苗技术好比用关起来的坏蛋训练免疫系统，而随着科技进步，现在的技术能做到用"坏人"的衣服、指纹作为训练道具，比如亚单位疫苗、基因工程疫苗……因此，只要是正规生产的疫苗都属于极低风险的制品，并且越来越安全。

在医学史上，小小疫苗可是大功臣。

天花曾是全人类的死对头，18世纪欧洲有5亿人感染了天花，其中，1.5亿人被它夺去了生命。它还跟着殖民者跨过山和大海，让毫无天花免疫力的澳大利亚原住民死亡近半，美洲印第安人几乎因此灭绝。直到18世纪末，疫苗终于以牛痘的形式出来救世，经过200年的普及，1979年10月26日，世界卫生组织宣布天花已经被消灭。

　　还记得小时候大夫喂我们吃的小糖丸吗？那可是大名鼎鼎的小儿麻痹症疫苗！1988年全世界的患者还有35万之多，今天已经不足500人，这可是很了不起的成就。

　　疫苗还摘掉了咱"乙肝大国"的帽子，30年来感染率从10%降到了1%，你说厉害不厉害？

　　但近几十年，反对疫苗的声音从未消失。比如有人说，接种疫苗之后可能会患自闭症、脑炎，甚至导致死亡。但许多国家的科学家做了实验，都没发现这些病症和接种疫苗有必然联系，很多案例只是因为生病前刚好接种了疫苗，这个锅背得太冤。

　　国外也几次掀起过反对疫苗的大浪。1974年英国人民反对疫苗，百白破（百日咳、白喉、破伤风）疫苗接种率从81%跌到31%，导致发病率上升了一两百倍；日本人也看不惯百白破疫苗，降到10%的接种率带来了1.3万百日咳患者，其中41人死亡；美国在2000年宣布本土消灭了麻疹，2014年上半年却爆发疫情出现了288名患者，90%都没有接种疫苗。而如果全世界所有儿童都可以接种到现有疫苗，到2020年，总共可以挽救2500万个正值花季的孩子的生命！

为什么孩子需要打疫苗？

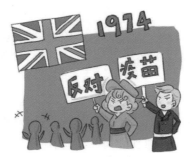

1974年英国人反对百白破疫苗，接种率从81%跌到31%，导致发病率上升一两百倍。

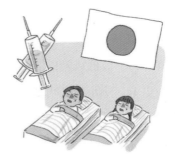

日本人也看不惯百白破疫苗，降到10%的接种率带来了1.3万百日咳患者。

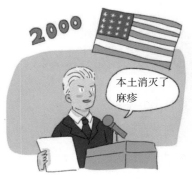
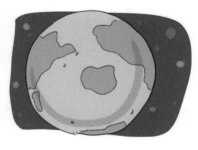

美国在 2000 年宣布消灭麻疹，2014 年上半年却爆发 288 名患者，90% 都没有接种。

如果全世界所有儿童都接种现有疫苗，2020 年总共挽救 2500 万个正值花季的孩子的生命！

自然，疫苗也是需要"善待"的。这么好的小伙伴可不能随便就放在柜子顶上或者门背后。它敏感得很，温度过高过低都可能造成影响，从车间到人体的流通过程都有十分严格的规定，一旦保存不当、疫苗失效，打了也白打。值得欣慰的是，疫苗温度标签已经逐步登上舞台。它在受热之后会变色，可以贴在疫苗的瓶子上，相当于在它脑门上贴了一个"历史清白、靠谱"的证明。期待它能发挥越来越多的作用。

还有，注射完疫苗最好在医院观察半小时，急性过敏再罕见也不能掉以轻心。最重要的一点，想要远离传染病就得注射疫苗，回到疾病横行的年代可真的不好玩！

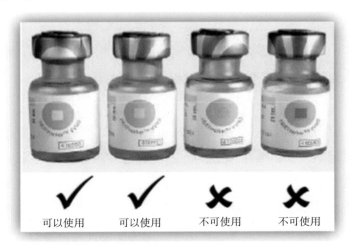

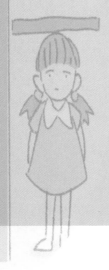

关注儿童健康，助力美好未来

陈　韵（济宁医学院附属医院）

李　蓉（济宁医学院附属医院）

陈伟伟（河北省人民医院）

乐　原（锦州医科大学）

医生经常来被就诊的家长问到以下问题：

我们俩都高，孩子怎么会矮呢？

答：一般来说父母双方都高，孩子的高个的可能性大，但也不绝对，照这"高高得高"的理论从有人类那天起到现在应该有不少"参天巨人"了。

我们俩都矮，孩子是不是一定长不高？

答：也不一定。

那我们俩"最萌身高差"，孩子身高随谁呢？

答：随机……

长个儿永远是家长关注的话题。要颜值、要气质、要自信，身高都起到了很重要的作用，为了能让孩子长高，家长们也都没少操心。既然身材矮小对孩子的影响那么大，那么孩子的身高到底受哪些因素的影响，家长们又应该做些什么为其生长发育保驾护航，从而让我们的孩子"亭亭玉立""玉树临风"呢？

首先，全面、健康、合理的营养是生长的关键，同时也是补救身高遗传缺陷的必要因素。我们推荐儿童、青少年应多多进食鱼类、鸡蛋、禽畜肉类等动物性食物，同时也需要补充大豆等植物蛋白丰富的食物，牛奶是补钙的最好食物，同样也是不可或缺的。但是我们并不建议给孩子进食可入药的滋补类食品，如冬虫夏草、人参、黄芪等；用快速生长剂饲养的禽肉；反季节的蔬菜和水果；油炸类食品以及那些声称能使孩子"更高更壮"的口服液等。这些食物可能会导致孩子性早熟的发生，降低其成人终身高。

第二，儿童青少年保证充足的睡眠，养成良好的作息规律是长得高的必要条件。研究表明控制儿童青少年身高生长激素的分泌有明显的昼夜节律性，70%～80%的生长激素是在睡眠中分泌的，在睡眠时间和生长激素分泌的关系的图形上，蓝线表示的睡眠时间是从晚上8点到第二天早上7点，红线表示的则是晚上10点到第二天早上7点，可以看出蓝线的生长激素的分泌远高于红线，所以啊，尽管孩子学业繁重，也要保证小学生每天10小时，初中生9小时，高中生8小时的睡眠时间。

多年的临床研究发现，春天里儿童确实更容易长高。每年3月至5月平均能长高1.37厘米，明显高于其他季节，尤其是5月是孩子一年中长高最快的季节，平均长高7.3毫米，因此被人们称为"神奇的5月"。

为什么5月孩子最容易蹿个？这与新陈代谢加快以及户外活动增多有关。春天是万物生长的时节，人体也不例外，此时人体新陈代谢旺盛、血液循环加快、呼吸消化功能加强、生长激素分泌增多。另外，5月是一年中最为舒适的，气温适宜，绿意盎然，最适合进行踏青等户外运动，再加上充足的光照促进骨骼生长发育，儿童生长发育的速度也会加快。

第三，体育锻炼及体力活动对儿童青少年的生长发育同样具有重要的作用，科学的运动可加快骨骼的生长。提到体育锻炼，很多家长会有一些误区，认为体育锻炼就是以竞技体育为主，甚至有的家长让孩子练马拉松、长跑、举重等。实际上青少年尤其是儿童，不宜参加体力消耗过大的体育运动，应避免做负重、收缩或压缩性的运动项目。目前认为有助于身高增长的体育运动包括弹跳运动，如跳绳、跑步等；伸展运动，如单杠、仰卧起坐、体操等；全身性运动，如篮球、排球、羽毛球和游泳等。并且家长应适当保证孩子冬季户外活动的次数和时间，增强其身体抵抗力和适应能力，减少其急、慢性病的发病率。

关注儿童健康，助力美好未来

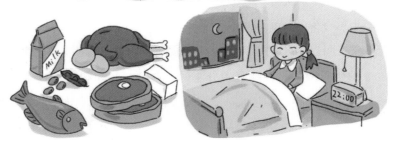

第一，全面、健康、合理的营养是生长的关键。

第二，儿童青少年保证充足的睡眠，养成良好的作息规律。

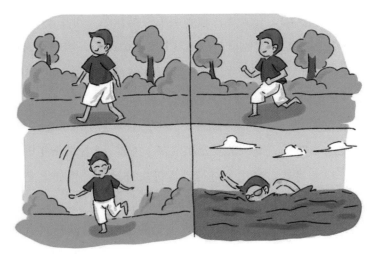

第三，体育锻炼及体力活动对儿童青少年的生长发育同样具有重要的作用。

最后，一个和谐愉悦、积极向上的家庭氛围对孩子是非常重要的。同时，帮助孩子减轻学习压力及激烈竞争的心理压力，和孩子们一起参与户外活动，这些都有助于孩子的生长潜能得到发挥。

儿童期是一个人的人生中生长最旺盛的时期，也是孩子长个的黄金时期，家长们应该重视处于这个阶段的孩子的身高情况，了解儿童和青少年生长发育健康知识。这样才能及时正确地把握孩子的身高情况，助力孩子健康成长。

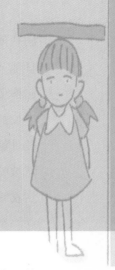

一根长骨的自述

阳洪波（北京协和医院）

我，是一根股骨，也就是平时常说的大腿骨。我和胫骨、腓骨、肱骨等其他长骨一起，组成了主人的四肢。在主人漫漫人生路的每一个阶段，我们都肩负重任。

一根长骨的自述

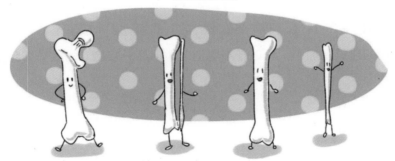

我是一根股骨，和胫骨、腓骨、肱骨等其他长骨一起，组成了主人的四肢。

当主人还在妈妈体内时，我大部分是软骨，这样可以让胎儿顺利从妈妈体内产出。当主人离开妈妈之后，我们开始独自面对地球引力和其他外力，开始了持续的生长和加固的过程。一条条小血管为我们的生长源源不断地提供养分，主人消化吸收的胶原蛋白、钙、磷、镁等原材料被运送到骨骼工地。生长激素是主人的垂体产生的一种肽类激素，每当夜深人静，主人进入梦乡，垂体就开始脉冲式地分泌生长激素。在各种激素尤其是生长激素的召唤下，满载使命的成骨细胞和破骨细胞来了！他们提着工具箱，在软骨中央夜以继日地开疆辟土，把软骨中的多糖成分提炼出来，和胶原蛋白混合在一起，搭起框架，再把钙磷这些矿物质组成的结晶浇筑在框架上。为了满足主人快速生长的需要，在我的上下两端分别建立了两个基地，招募更多的成骨细胞和破骨细胞，顺着血管一级一级地往上建造高楼。软骨细胞不断增生，同时不断被骨化，于是我们长骨的长度不断增加，主人的妈妈每年都要给他买几件新衣服。

主人4岁那年，妈妈带他去看医生，拍了一张骨龄片，发现在长骨的末端有一条透明的线，那就是大家说的骨骺线。主人4岁开始，长骨每年的增长给他的身高带来了5～6厘米的增长，随着主人进入青春期，受到性激素和生长激素、甲状腺激素的感召，成骨细胞再次进入了热火朝天的工作状态，主人进入了蹿个的阶段，直到软骨生长板完全被骨组织取代，骨干也就不再长长了。16岁那年，妈妈又带他去看医生，骨龄片发现在长骨末端有一条致密的线，医生告诉妈妈，那就是闭合的骨骺线，那时候主人已经身高175厘米了，我们长骨们松了一口气，不需要为主人的身高担忧了，接下来，就是想方设法把我们的建筑物加固，让破骨细胞把老旧的部分咬除，让成骨细胞建造更新的建筑。

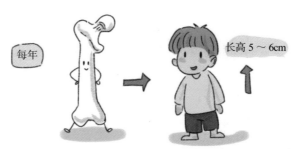

我每年增长给主人的身高带来了5～6厘米的增长，受性激素和生长激素、甲状腺激素的感召，成骨细胞进入了热火朝天的工作状态。

　　我喜欢感受主人运动，尤其是阳光下的奔跑、跳绳。这些运动会让血管运输更多的原材料来到建筑基地，让成骨细胞和破骨细胞更加充满激情地工作。我不喜欢过多的脂肪细胞。那些胖孩子的肌肉中，常常沉积过多的脂肪，而这些脂肪似乎会干扰我的生长。不过研究人员还不清楚，肌肉中的脂肪是如何影响肌肉和骨骼互动的。可以肯定的是，肌肉中的脂肪的确会影响骨骼的生长。所以，孩子们最好要养成健康的生活习惯，良好的饮食结构，并进行有规律的运动，不要发胖。

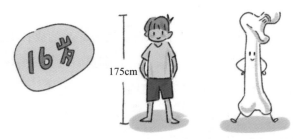

16 岁主人已经身高 175 厘米了，我们长骨不需要为主人的身高担忧了。

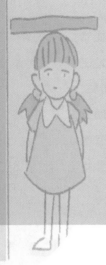

"长高"的发展史

白　云（吉林省妇幼保健院）

大家好！我叫小豆，是"长高集团"的业务小明星。我的成长史就是我们长高集团的发展史。在这里，我想要和大家一起分享我们的"长高"经验。

首先，我要向大家介绍一下我们"长高集团"的运行模式。

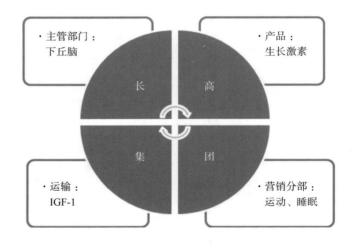

1. 组织领导

长高集团的成长与我们的上级主管部门——下丘脑垂体的领导有着密不可分的关系。我们的生产能力主要受主管部门的计划调控，一般分为3个层次：

（1）正常产能：产量 ≥ 10纳克/毫升，在这种情况下，生产需求可以良好的满足长高集团的发展需求，集团会有计划的不断发展壮大，最后良性的发展成为一家优秀的企业。

（2）产能部分不足：5纳克/毫升≤产量＜10纳克/毫升，在这种情况下，生产产量下降，生产的生长激素不足以满足社会的需要，导致长高集团的发展受到限制，企业只能勉强维持生存，必然会处于"低人一头"的命运。

（3）产能严重不足：产量＜5纳克/毫升，一旦这种情况发生，我们"长高集团"必然面临倒闭破产的风险，即使勉力维持，也不得不成为别人的"垫脚石"。

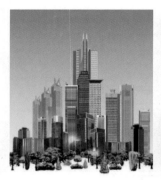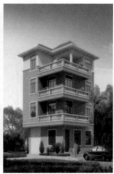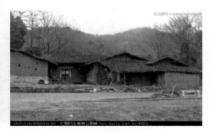

正常产能　　　　　　　产能部分不足　　　　　　　产能严重不足

所以，"长高"与下丘脑垂体密切相关，下丘脑决定了"生长激素"的产量，"生长激素"决定了"长高"的程度。

2. 运输销售

无论我们"长高集团"的产能如何，我们都要通过我们的运输部门——IGF-1，把生产出来的"生长激素"，运输并利用后，才能够真正的实现"长高"。

但是，如果长期处于"产能严重不足"的情况下，运输部门必然会为了降低成本而减少运输的车辆。如果这样，即使我们能够从外部借到"生长激素"，也不能够马上进入"长高"的最佳状态。

另外，还有一种情况是，即使我们的运输部门——IGF-1有足够多的车辆，但是与货物"生长激素"不匹配，无法应用，我们的"长高"还是无法进行。

3. 营销促进

虽然我们"长高集团"无法决定"生长激素"的产量，但是我们却可以通过我们的两大营销法宝——运动和睡眠，促使"生长激素"得到更好的利用。

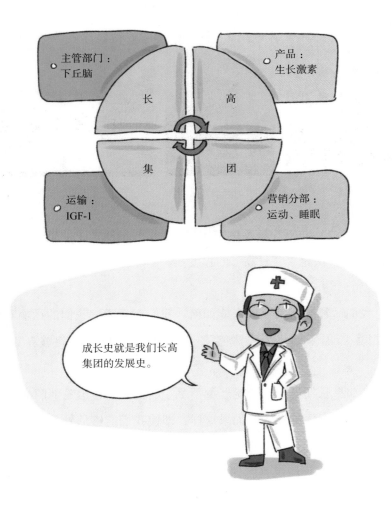

"长高"的发展史

睡眠是利用"生长激素"的最佳方法。我们生产的"生长激素"有2/3是通过"睡眠"的方式被很好地应用的。所以,我们建议晚上不晚于10点睡觉并睡足9小时以上,熬夜会使大脑长期处于兴奋状态,会影响到"生长激素"的正常分泌,从而影响"长高"。

另外,各种运动同样也是促进"长高"的法宝,它可以有很多方式,例如:弹跳类运动(跳绳、篮球、羽毛球、跑步等)。但也要注意,如果运动强度不合适,例如:长跑、举重、体操等高强度运动也会影响生长发育。

当然,合理的饮食同样也会促进"长高"。在饮食方面注意营养均衡和蛋白质的摄入充足,避免碳类饮料、西式快餐、油炸食品和反季节蔬果,同样是"长高"的功臣。

最后,我再次感谢我们的主管部门,为我们提供了足够的产能指标,使我们制造了充足的"生长激素";感谢我们的运输部门——IGF-1的尽职工作;感谢睡眠、运动的不断坚持。在大家的共同努力下,我们成功地实现了"长高"的成长!

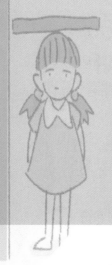

"武大郎"为什么这么矮？

尚　晨（上海仁济医院）

作为一名内分泌科医生，《水浒传》中一例矮小的病例常让我掩卷深思，这位患者就是武大郎。

对于大郎，水浒传里有这么一段记载，说他"身不满五尺，面貌丑陋"，"身材短矮，人物猥獕""三分像人，七分似鬼"，"浑号'三寸丁谷树皮'"，意思是说大郎长得矮，拿今天的标准还不足1米5，就好像一颗3寸长的钉子，大郎长得丑，全身的皮肤又黑又皱，仿佛粗糙的树皮。就是这位武大郎，偏偏有一个高大帅气的亲弟弟——武松，一拳就打得老虎上西天我相信，历史深处的武大郎一定无数次地仰天长叹："这究竟是为什么？"那么今天，我就用一双现代科学的眼睛来揭秘大郎矮小的原因。

首先，医学认为人身高的70%是由基因决定，身高呈典型的"多基因遗传"，父母双方给出的基因有"高"有"矮"，它们随机的排列组合缔造出了兄弟姐妹的千姿百态。所谓"一母生九子，连母十个样"，说得就是这个道理。这样看来，先天身高具有很大偶然性，即使同胞兄弟之间也可能存在较大的差异。

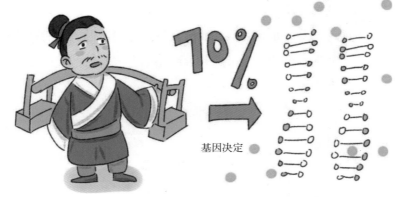

"武大郎"为什么这么矮?

基因决定

首先，医学认为人身高的 70% 是由基因决定，先天身高具有很大偶然性。

身高还有30%由外界因素所决定，我发现了足以导致大郎矮小的四个原因。

其一，精神心理因素。科学研究表明爱抚的缺乏、心灵的创伤、精神的压力会导致神经、体液、内分泌系统紊乱，从而影响生长。大郎从小失去父母，生活的艰辛，世事的苦楚，心情的抑郁，都影响了他身高的增长。

其二，营养的缺乏和不均衡。身高和营养之间存在千丝万缕的联系，身高是衡量长期营养的指标，而营养又为长身高提供能量和物质基础。人只有在摄入足够量的蛋白质、一定量的糖和脂肪、充足的各种矿物质、维生素及微量元素的条件下，才能正常地生长发育。对大郎来说，营养单调的烧饼可把他害苦了。

其三，锻炼的不恰当。大郎从小卖饼为生，每天挑着两担烧饼，沿街叫卖，一天下来，这肩上的担子仿佛千斤重。我们专科医生绝对不建议青少年过度负重。相较之下，没有了生存的压力，弟弟二郎就能每天蹦跳打闹，正是二郎这看似天真烂漫的跑、跳，才能牵拉肌肉和韧带、刺激软骨细胞增生，从而有效促进骨骼的生长。

149

其四，疾病的因素。根据大郎的临床表现，不排除他有可能患上了一种导致矮小的疾病——生长激素缺乏症。生长激素由大脑分泌，可以促进除神经组织以外的其他组织生长，生长激素缺乏的患者，智力水平正常，但是身材矮，手脚小，还长着一张娃娃脸，性腺发育也存在问题。最后这一点，虽不登大雅之堂，却很有可能是潘金莲和大郎婚姻亮起红灯的原因，作者施耐庵不说，也只有我们内分泌科医生才知道。

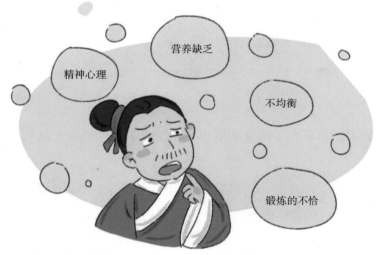

武大郎主要包括精神心理、营养缺乏和不均衡、锻炼的不恰当再加上疾病的因素可能是造成矮小的原因。

综上所述，大郎的矮有遗传的因素，也有后天的影响。当年大郎的悲剧在于没有科学做指导，他矮的糊涂，矮的冤枉。希望今天看了大郎启示录，大家把矮的根源了然于胸，把矮的风险防患于未然。

从"小恶魔"谈谈生长激素缺乏的那些事儿

李　云（山西省运城市中心医院）

在美国电视连续剧《权利的游戏》中，提利昂·兰尼斯特我喜欢的角色之一。他是七大国众所周知的"小恶魔"，身为出俊男美女的兰尼斯特家族的成员，却外表丑陋不堪，身高仅有四呎小，被他父亲当成是来路不明的"野种"。关于他，文中是这样描述的：他是个侏儒，双腿粗短畸形，头大得不合比例，前额突出，容貌丑陋，两只眼珠一黑一碧，下巴上长着褐色和金黄色交错的胡须。提利昂出身富贵，可以说是官二代、富二代，自小锦衣玉食但却因其身高问题被视为"二等"贵族。这类人现实社会也可以看到，就是常说的"袖珍人"，医学上讲是生长激素缺乏性侏儒症。

侏儒症就是矮小。影响矮小的病因很多，生长激素缺乏是引起矮小的主要原因之一，在每个人成长的一生中，生长激素贯穿始终，特别是从出生到青春期结束，生长激素是除外甲状腺激素及性激素之外，促进身高增长的最主要激素。

生长激素由垂体前叶分泌，虽然名字是生长激素，但并不直接作用于股骺端软骨细胞，它主要通过促进肝脏合成分泌胰岛素样生长因子-1（IGF-1），从而促进骨骼生长。生长激素除了促进生长这个主要作用之外，还可以促进蛋白质合成、降低血脂、提高免疫力、增加心肌收缩力及改善认知功能等。所以我们不能"谈激素色变"，对缺乏生长激素的患者，外源性补充生长激素就如同给因生病缺课的学生补课一样，不是额外增加，而是补充自身缺乏的激素。

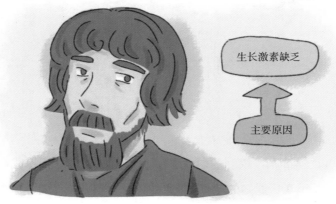

从"小恶魔"谈谈生长激素缺乏的那些事儿

生长激素缺乏

主要原因

影响矮小的病因很多，生长激素缺乏是引起矮小的主要原因之一，生长激素由垂体前叶分泌，虽然名字是生长激素，但并不直接作用于股骺端软骨细胞，它主要通过促进肝脏合成分泌胰岛素样生长因子 -1（IGF-1），从而促进骨骼生长。

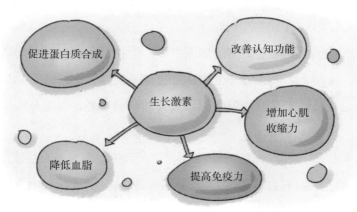

生长激素除了促进生长这个主要作用之外，还可以促进蛋白质合成、降低血脂、提高免疫力、增加心肌收缩力及改善认知功能等。

说完生长激素的分泌及作用，那么如何判断孩子是否缺乏生长激素呢？首先，先判断孩子身高是否正常，按照上述矮小的定义，如果在同种族、同性别、同年龄100名孩子当中，身高从低到高排名的前3位，就是矮小。也可以粗略估计，孩子在班里一直坐第一排或者两年衣服都没有变小者都应该特别关注身高。再一个，也可以每年监测身高变化，如果0～3岁每年身高增长小于7厘米，3岁至青春期每年增长小于5厘米，青春期每年增长小于6厘米，这些都是提示生长缓慢的指标，符合者应该尽快到医院检查。

矮小的病因比较复杂，要治疗必须查清病因，做出正确诊断，然后再考虑如何治疗。而确诊是否缺乏生长素就不得不说说让广大家长难以接受的生长激素激发试验了。生长激素受时间及年龄影响，呈脉冲式分泌，故而只查一次是无法判断生长激素分泌是否正常。生长激素激发试验是通过两种不同药物刺激生长激素释放，然后多次采血，测定药物刺激下生长激素分泌的最高峰值。整个试验过程中，生长激素峰值≥10ng/ml为正常；5ng/ml＜生长激素峰值＜10ng/ml为部分缺乏；生长激素峰值＜5ng/ml为完全缺乏，则可以诊断为生长激素缺乏性矮小。

大部分生长激素缺乏性矮小在补充生长激素后生长速度得到明显提高，作为一位关注矮小诊治的医生，我设想了一下，如果提利昂·兰尼斯特可以及时得到诊断并应用生长激素的话，结合他原本就有的家族背景、智慧及善良，他将是真正的兰尼斯特巨人，也是统一七大国的不二人选。

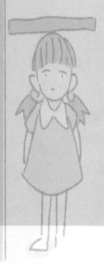

儿童青少年辐射防护

罗文燕（济宁医学院附属医院）

  儿童及青少年在生长发育过程中会遇到各种各样的辐射，最主要的有两种，一是手机、电脑及各种家用电器形成低频电磁场，并向周围发射出的电磁辐射；二是儿童青少年在做CT、X线检查时受到的电离辐射。这两种辐射均可影响儿童青少年的身心健康，产生很多不良后果，甚至患上严重的疾病。下面会分别讲解两种辐射的不良影响及防护措施。

  随着社会的进步，人类进入了高度的物质文明，信息时代推动了新的产业革命。通信基站、高压输变电工程及电脑等各种家用电器形成低频电磁场，并向周围发射出电磁辐射。这种无形的污染被称为继大气污染、水污染及噪声污染后的第四污染源。随着医学上各种检查技术的进步，CT、X线检查已非常普遍，儿童青少年在成长过程中避免不了会做一两次。这些辐射可产生很多危害，主要有：

  1. 电离辐射的生物效应 电离辐射产生多种类型的生物效应，如辐射致癌反应、辐射遗传效应、组织反应、非癌症疾病、出生前照射的效应等。组织反应过去称之为非随机效应和确定性效应，它由大剂量照射引起，并且对他们来说存在阈值量。随机效应包括癌症及遗传疾患没有阈值剂量，其发生率与剂量成正比。所有组织反应都是躯体效应（发生在受照个体身上的效应）。而随机效应可以使躯体效应（辐射在受照者体内诱发的癌症），也可以是发生在受照者后代身上的遗传效应。

2. 致癌效应　随机效应指癌症和遗传效应。电离辐射能量的沉积是一个随机过程，甚至在非常小的剂量的情况下也可以在细胞内的关键体积内沉积足够的能量，可引起细胞的变化或细胞的死亡。单个细胞的变化，如遗传变化，或最后导致恶性肿瘤的变化则具有严重后果。致癌效应是随机性效应，其发生率随剂量的增加而增加，不存在剂量阈值。

3. 遗传效应　辐射遗传效应是通过对生殖细胞遗传物质的损害使受害者后代发生的遗传性异常，它是一种表现于受害者后代的随机性效应。

4. 确定性效应　在较大剂量照射全部组织的情况下，大量细胞被杀死，而这些细胞又不能由活细胞的增殖来补偿，由此引起的细胞丢失可在组织或器官中产生临床上可检查出的严重功能损伤，所观察到的效应严重程度与剂量有关，因而存在剂量阈值。这种照射引起的效应即为确定性效应。

儿童青少年的眼晶状体、甲状腺、性腺、血液及造血系统对辐射很敏感，易产生很多不良后果，例如近视、眼晶状体混浊、脱发、血液病及各种甲状腺疾病。因此要特别注意儿童青少年的辐射防护工作，尽量减少辐射产生的不良影响。

防护措施主要有：

1. 预防生活中电磁辐射的防护

（1）时间性防护：电磁辐射对人体的损害与作用的时间有关，作用的时间越长、身体受损越大。儿童青少年应减少用手机、电脑及看电视等的时间，玩电脑游戏应不超过每天1小时。

（2）区域性防护：电磁辐射呈直线传播，随距离按指数规律而减弱，因此在使用家用电器时保持一定距离，可以起到一定的防护作用。观看电视时在距离3米时可见减弱伤害。

（3）特殊防护：目前已有各种防电磁辐射的材料制成的防辐射服、电热毯罩等，可以达到安全防护的效果。

儿童青少年辐射防护

防护措施主要有：

（1）时间性防护：儿童青少年应减少用手机、电脑及看电视等的时间。

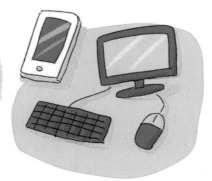

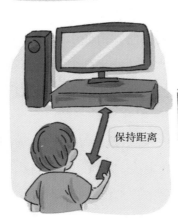

保持距离

（2）区域性防护：因此在使用家用电器时保持一定距离，可以起到一定的防护作用。

（3）特殊防护：目前已有各种防电磁辐射的材料制成的防辐射服、电热毯罩等，可以达到安全防护的效果。

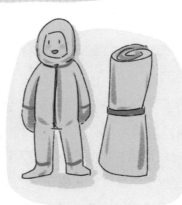

2. CT、X线检查中的辐射防护

（1）做好准备工作：充足的准备工作可以避免重复检查，例如在儿童做检查时应使机房内的灯光尽量柔和。应在孩子熟睡后检查，如果患儿不能配合，可给予一定量的镇静药物使其熟睡。要留家属身着防护服在内陪同并固定患儿。

（2）设置最优化的扫描参数：基于低剂量辐射优化原则，应在检查时给予合适的剂量，在不影响诊断的前提下适当减低辐射剂量。

（3）加强临近器官及部位的防护：由于做检查时有散射线，所以应在不影响检查目的同时加强对敏感器官的防护，例如用铅衣盖住性腺，带铅围脖保护甲状腺。

以上就是儿童青少年辐射防护的危害及防护的一些措施。希望能让更多的家长及青少年认识到辐射的危害，并积极采取措施来减少这些辐射对身体的伤害。